× Guido Diego Scaduto ×

Re-educación nutricional
hacia una alimentación saludable

Salud y Libertad!

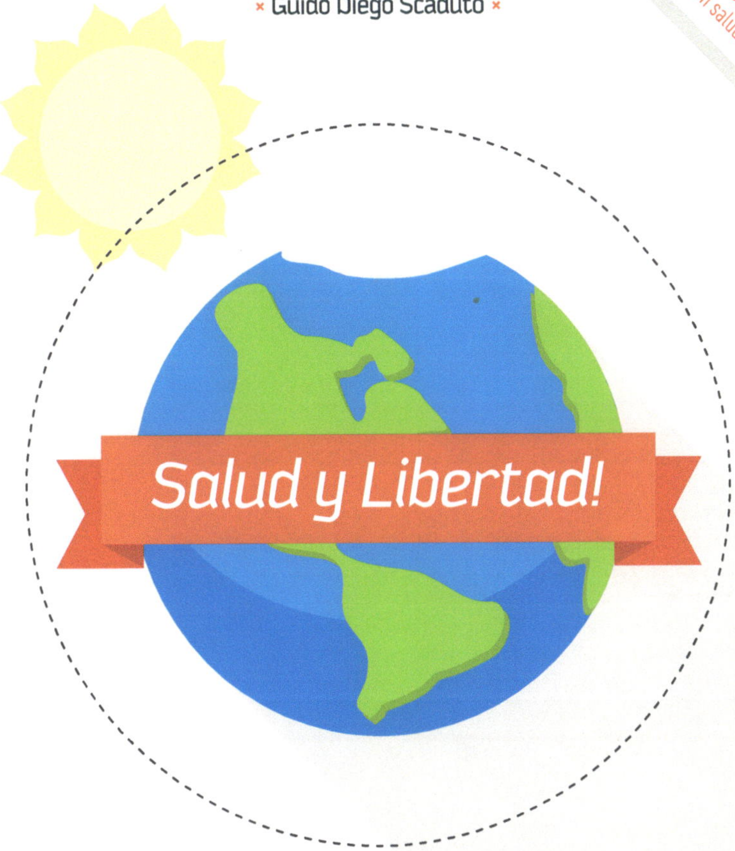

Nutrición Consciente
en la Nueva Era

ACUERDO DE LICENCIA

Este libro se encuentra publicado y protegido bajo la siguiente licencia de Creative Commons:

ADVERTENCIA

La información que se encuentra en este libro con relación a la alimentación y la salud, está orientada hacia la planificación de una dieta que aumente la vitalidad y la calidad de vida. No pretende sustituir el consejo o la actuación de los médicos profesionales o terapeutas holísticos calificados. Los lectores deben solicitar la opinión de los profesionales en el área de salud cualquiera sea su condición médica, antes de iniciar o modificar algún cambio en su dieta alimenticia.

"El que quisiere tener salud en el cuerpo, procure tenerla en el alma"

Francisco de Quevedo

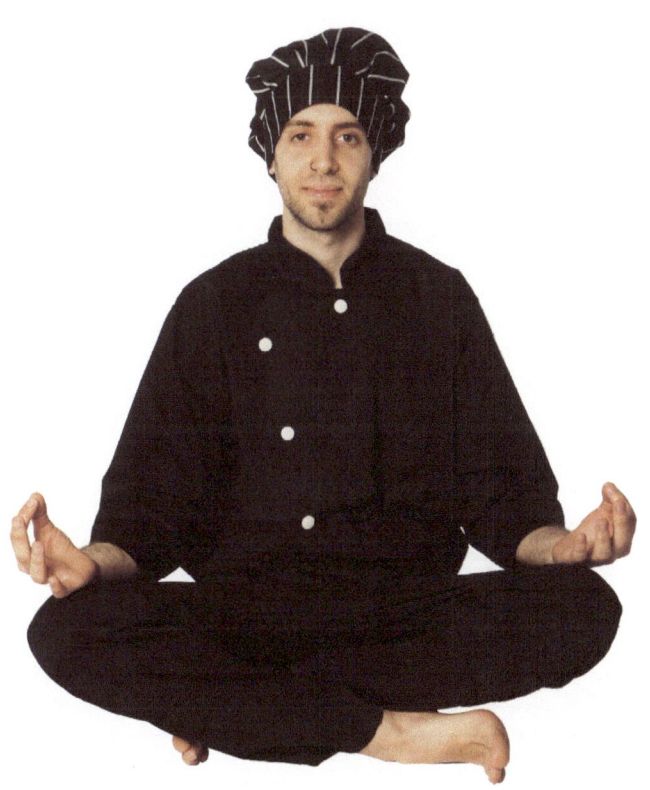

INDICE

INDICE

Capítulo 5: Razones

Capítulo 6: Especismo

Capítulo 7: La industria

Capítulo 8: Sociabilidad

Todos tenemos una historia

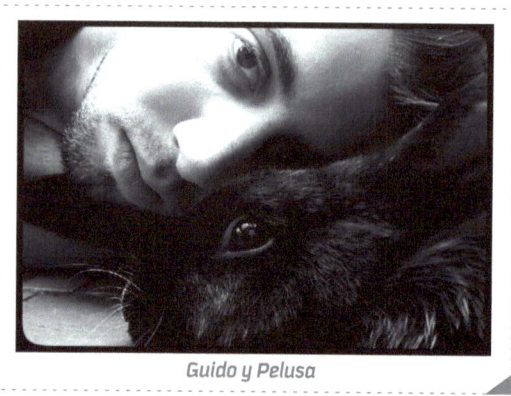

Guido y Pelusa

En la mía, de pequeño, cuando se acercaba el momento de descansar y me encontraba tendido en la cama, pensaba en el Universo, que extenso es... cuanto abarca! Me imaginaba algo infinito, y dentro del mismo, me sentía muy chico, un punto en el gran abismo. Al mundo lo diagramaba en mi mente como una diminuta esfera navegando por la inmensidad. Pensarlo me daba miedo, me angustiaba tanto, al punto no poder evitar las lagrimas, imaginando qué pasaría si solo existiese la nada, el silencio absoluto.

A medida que fui creciendo, este pensamiento se desvaneció, quedando solamente como un vago recuerdo. La naturaleza ahora tenía mi atención, como queriendo contarme algo, sin que lo pudiera comprender. Viviendo la vida cotidiana, transité la escuela primaria, secundaria, al igual que la carrera universitaria; y todavía sin poder oír, eso que era tan fácil de escuchar, de ver, de sentir.

La conexión que sentía por la naturaleza fue creciendo, y así mi interés por la misma. Empezamos a interactuar, ahora la naturaleza no era solo ella, sino que éramos uno entre ambos, una sola fuerza natural. Supe entender que somos parte de un solo organismo, beneficiándonos mutuamente. Si somos amables, cuidadosos dentro de este organismo, las demás partes también lo serían con nosotros mismos. Esta pequeña conclusión, llevo a que mi vida de un giro, fascinándome por las formas que existían de respetar y entregar amor al cuerpo, la mente y el alma, la mayor alineación y armonía posible. Una sintonía verdadera entre los tres planos, el físico, el mental y el espiritual. La interacción con la tierra y las plantas jugaba un papel clave; veía como se comportaban y me asombraba la similitud con el desarrollo de nuestras vidas. Desde el momento en que la civilización pensó a la naturaleza como una parte externa a sí mismo, fue cuando se condenó y cavó su propia tumba, su peor pecado entre la conexión con la sabiduría eterna y la ley divina, el lazo más profundo de todos.

Quise comprender esta sabiduría, entablar nuevamente la verdadera relación con la fuente. Así me dispuse a meditar como un nuevo camino; entregar unos minutos al día para estar en silencio, la acción de no-pensar. A lo sumo, solo tendría que NO PENSAR, no sonaba algo muy estresante de hacer. No tomé cursos de meditación, solo vi algunos videos, y desde que escuché la frase NO-PENSAR, concluí que esto sería ideal. Solamente relajar las tensiones, centrarse en la respiración y no pensar, eso era todo. Uno piensa que es una tarea es fácil, pero solo porque PIENSA, es que saca esas conclusiones; pensamos en todo momento. Todo el tiempo la mente está captando signos, realizando comparaciones, definiendo a las cosas o situaciones, resignificándolas. Y resultó ser que la acción de NO-PENSAR, no era tan fácil como me la imaginaba, sobre todo si se vive en la ciudad; los tiempos hoy en día pasan rápido, la gente corre y nunca llega a ningún lado, la vibración es altamente negativa. Se siente cuando se viaja en la ciudad en colectivo, tren o subte, hasta cuando se camina por el centro en la madrugada, tarde o noche. Esa sensación escalofriante que sube por la espalda, algo no está bien en el asfalto gris, en la jungla de concreto.

Cuando llegué al acto de NO-PENSAR, todo cambió. El NO-PENSAR se transformó automáticamente en SENTIR. Sentir como una intensa luz recorre todo tu cuerpo, una luz enorme te baña de energía, una energía poderosa, renovadora, positiva! Sentí el amor y la dicha, me dispuse a continuar este camino de verdadera búsqueda, introspección, conexión y escuché más atentamente lo que el Universo me decía. Al descubrir que la energía era positiva, supuse que para estar en sintonía, debía rodearme de esta misma energía en todo momento y fue cuando comencé a observar que ocurría con el alimento que ingería a diario.

Todo es energía, energía en movimiento, transmutación constante. La planta (energía) nace por germinación de su semilla (energía), la cual crece gracias a la luz y el calor del sol (energía); al ingerir la planta (o sus frutos), estamos ingiriendo energía pura (de la semilla, de la planta, del sol, del aire, del agua), beneficiando nuestro organismo de forma total. Digerimos el alimento y obtenemos del mismo nutrientes, vitaminas, minerales que nos da energía. Lo que no digerimos tendría que volver a la tierra en forma de abono (energía) para que allí puedan, de sus semillas, crecer nuevas plantas. A este proceso me gusta llamarlo "el ciclo de beneficios", en donde no solo nuestro organismo, sino que TODO el organismo (el hombre como parte de la naturaleza) se beneficia.

Me sumergía ahora en una admiración por las plantas, su proceso, su vida, los frutos, como se desarrollan y cual es el mejor sustrato (mezcla de distintos medios) para que la planta se desarrolle. El reino vegetal tiene mucho para enseñarnos, solo nos hace falta detenernos y observar. Las plantas existen en este plano mucho tiempo antes que los seres humanos por lo tanto su evolución nos ofrecen bondades infinitas.

Todo es energía y para estar en sintonía positiva conmigo y mi entorno, mi cuerpo y mi alma me condujeron hacia el vegetarianismo. La conclusión a la que llegué era bastante simple: Todo es energía, al incorporar energía positiva, podría estar mejor alineado con la fuente de sanación y sabiduría. Si las plantas son energía positiva, al estar vivas y llenas de propiedades nutritivas, y los animales (energía positiva en vida) se transforman en energía negativa cuando mueren, me pareció una idea muy racional hacer la transición, y a partir de ese momento mi vida se llenó de luz, de emoción, de tranquilidad, de amor y de compasión.

Esta historia continúa en el próximo volumen...

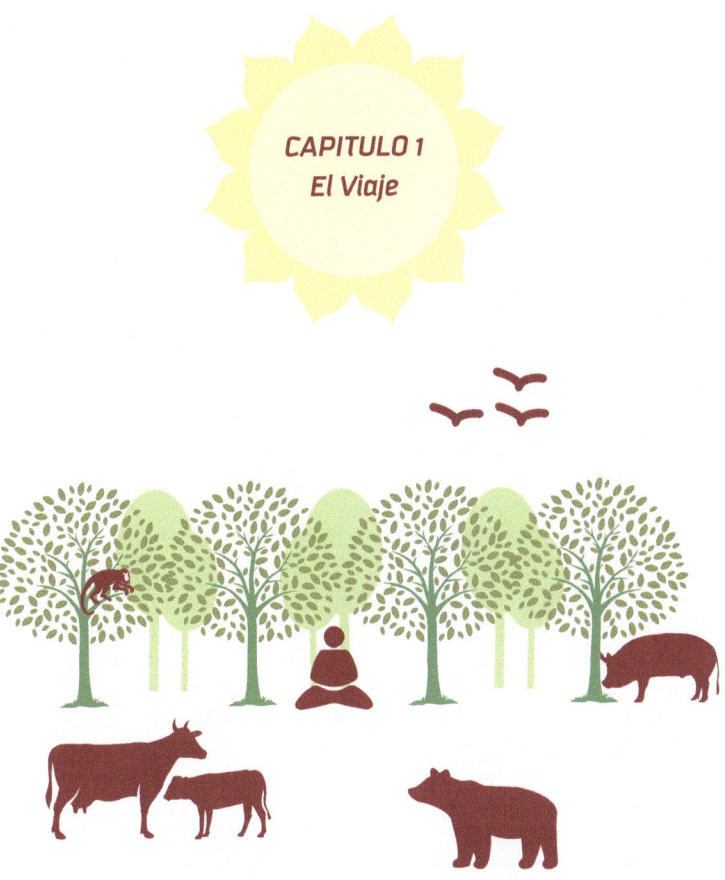

CAPITULO 1
El Viaje

Nuestra Nave

Son demasiadas las preguntas y el entusiasmo por conocer e investigar, sumergirse y nadar en este mar de dudas. Para comenzar, propongo una descripción personal acerca de mi visión respecto las leyes naturales. Aquellas leyes que existieron en un inicio y continúan estando inamovibles y absolutas, siempre.

Estamos embarcados en este maravilloso viaje de crecimiento, amor, evolución y experiencias, que es nuestra vida. Nuestro templo en este plano terrenal es nuestro cuerpo, un cuerpo que nos lo presta un organismo vivo, divino, nuestra casa: el planeta tierra. Nuestra nave es un milagro en la creación que viaja a varios miles de kilómetros por hora en sentido que desconocemos, al infinito o al más allá. El hermoso planeta tierra se nos presenta como nuestro hogar, que nos cuida, nos brinda el amor incondicional, tal como una madre lo hace con su hijo. Por lo tanto, somos hijos de Gaia (nuestro planeta tierra), vivimos en ella, con ella y para ella. Le debemos nuestra existencia y a su vez ella nos ofrece toda su belleza, sin pedir nada a cambio.

Al ser Gaia nuestra madre, los seres humanos somos todos hermanos de alma y corazón por naturaleza, y hermandad significa unidad. Formamos parte de un mismo tejido, tejido nervioso pensante del planeta tierra. Así como dentro de nuestro cuerpo existen varios tejidos que trabajan para nuestra salud, nosotros lo hacemos en pos de la salud de Gaia.

Principio del Tiempo

Todos conocemos la historia de lo absoluto. Voy a exponer la evolución de millones de años de forma muy escueta en donde el primer elemento fue el hidrógeno, que comienza a reestructurarse y organizarse, dando el origen a un reino que nos sostiene a todos. Este es el reino mineral con toda su jerarquía, desde lo más sutil a lo más denso. Comienzan a aparecer los musgos y con su evolución, el reino vegetal. Otra manifestación que también tiene su jerarquía, desde las plantas unicelulares marinas, hasta los arboles más grandes existentes. Poco a poco comienza a manifestarse otro reino, el reino animal en donde todos tienen un alma grupal. Este reino está dotado de instinto y va desde la ameba convergiendo en distintas formas mediante su evolución, a través de un sistema nuevo, el sistema nervioso.

Surge la aparición del inconsciente, parte esencial que nos construye a todos, por más diferentes que seamos. Por eso vivimos en este Uni-verso, unidad dentro de la diversidad. Es una unidad de todas las especies del reino animal a través de un proceso de auto-conocimiento. Partimos del auto conocimiento para llegar a conocer cómo cuidar o gestionar este cuerpo que nos presta la naturaleza. Y en este punto surge la iluminación, el Ser humano, dotado de todos los dones y virtudes que una manifestación divina pueda tener, pero también dotado de un Ego (el "Yo") enorme, en donde se vio distinto a su par y se diferenció. Fue el comienzo del concepto de alma individual. Entonces el instinto del reino animal, en el hombre se transforma en "Egoísmo". El Ego lo quiere todo y solo ve su individualismo, el "Yo".

En los seres humanos aparece la razón, el intelecto, el libre albedrío, y la responsabilidad. Hacerse responsable por el cuerpo prestado que nos entrega Gaia por una X cantidad de tiempo que diagramamos en años, responsabilidad de administrarlo, gestionarlo de la mejor manera posible, la manera más eficiente y, según como lo cuidemos este nos puede llegar a dar más placer o más dolor (más vitalidad o más decadencia) en base a los errores que el ego quiera seguir repitiendo por no tomar las riendas de la vida. El ser humano necesita volver a lo absoluto, pero ahora desde el plano de la conciencia. Estamos frente a una nueva era, la era de la conciencia, y que hermoso es transitarla! Para adentrarnos en esta nueva era del terreno espiritual (terreno de hermandad) es que debemos respetar y amar a los animales, al ser ellos por herencia, nuestro reino hermano.

Nueva Era de Conciencia

Seguramente escuchamos hablar de la nueva era. Ya sea por el furor del calendario Maya en el 2012, porque se escuchaba en las noticias, o porque nos interesa la astrología. Todos son ciclos y en este momento nos encontramos ante uno nuevo, en el cual lo que se venía dando, está transformando.

Nos encontramos ante la extinción de la era de la industrialización, en donde el sistema educativo estaba planteado y diseñado con un fin: fabricar modelos (hombres-maquina) con el propósito de explotación, para contribuir a la expansión de la industrialización y el sistema capitalista. Esta era esta finalizando, y nos encontramos ante una nueva y revolucionaria: La era de la información. El empleo como lo conocemos se está acabando y están surgiendo nuevas formas que nacen desde la creatividad individual y colectiva (la creatividad siempre puso fin a épocas de crisis). Esto no quiere decir que no haya más trabajo, sino que están emergiendo nuevas formas en donde el hombre puede explotar su potencial creativo e intuitivo, dedicando su tiempo a lo que le apasiona, lo que le da gusto manifestar, el don en su ser interior.

A partir de las experiencias y las transiciones de la vida se despertó en mi una increíble pasión por la nutrición y la alimentación saludable. A medida que me re educaba en este plano desde el abordaje holístico, mi pasión fue aumentando. Descubrí la capacidad que tiene el cuerpo para repararse, sanarse y volver a su estado natural de salud y vitalidad.

Haré mi mayor esfuerzo como re-educador nutricional holístico en compartir mi experiencia, los análisis, estudios y conclusiones que he recopilado a través de estos varios años de investigación. A lo largo de los distintos volúmenes, seré lo más sencillo y simplista posible. Expondré de forma en que me hubiera gustado que me lo expliquen a mí, evitando datos científicos, técnicos o biológicos complejos, excepto que la situación lo amerite. En todo momento, voy a rememorar los tiempos pasados, el principio de la aparición del ser humano. Esta comparación me ayuda a conectarme con la verdad divina, con nuestro verdadero ser, un ser de luz, paz y bondad.

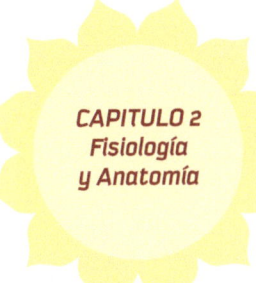

CAPITULO 2
Fisiología
y Anatomía

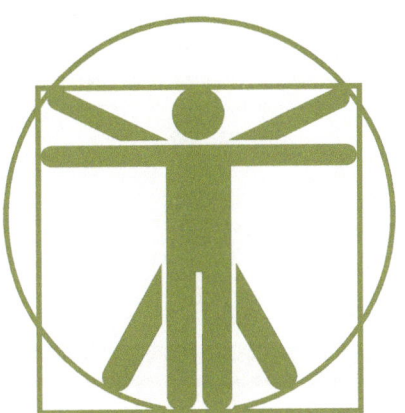

Capítulo 2
Fisiología y Anatomía

Indefectiblemente para comprender cuál es nuestro alimento fisiológico por naturaleza, debemos expandir nuestra mente y adentrarnos en el análisis de la fisiología y anatomía del ser humano.

¿El ser humano es omnívoro?

En la visita al nutricionista de turno, seguramente el mismo dirá que ser humano es omnívoro (se alimenta de animales, sus derivados, vegetales y frutas), que nuestro cuerpo requiere del consumo de carne para su vital funcionamiento. ¿Y cómo contradecirlo? Después de tantos años de estudio, debe saber de lo que habla. El médico nutricionista que parte de una visión cartesiana (medicina tradicional en donde el médico ve a la persona como un órgano a tratar), en contraposición a la visión holística (en donde se ve al ser humano como un todo, cuerpo-mente-espíritu) tiene razón al decir que somos seres omnívoros, aunque solo una razón parcial. Definitivamente los seres humanos son omnívoros en la práctica de la civilización moderna, es decir, que gracias a las herramientas, avances tecnológicos, establecimientos de venta y de producción, químicos, preservantes, saborizantes, empaquetadoras, etc. podemos recurrimos al término omnívoro. Pero, ¿somos realmente omnívoros por naturaleza?

En esta sección, haremos un análisis para determinar nuestra verdadera naturaleza alimenticia. El procedimiento será muy simple, nos basaremos en el alimento integral y natural que fue diseñado para nuestra fisiología y descartaremos aquél alimento que no consumiríamos en su estado natural.

En busca de nuestro alimento intuitivo
¿Somos carnívoros?

Si analizamos nuestra fisiología, anatomía y psicología podemos fácilmente deducir que estamos muy lejos de ser animales carnívoros. Los carnívoros comen la carne (y no solo eso, sino que también cartílagos, tejido muscular, órganos, huesos, cabellos, sangre y otros fluidos) crudos y es su estado natural, es decir, a penas matan a sus presas, y todo esto lo hacen con gran placer, salivando en todo el proceso. Los seres humanos no salivamos al ver un perro o una vaca o un conejo y definitivamente tampoco los comemos crudos junto a su sangre y fluidos corporales, esta idea nos resulta repugnante y desagradable. Si lo hiciéramos, seguramente en vez de alimentarnos, estaríamos vomitando en todo momento de la repulsión que nos crearía tan situación ajena a nuestra naturaleza.

Tampoco poseemos garras para aniquilar la presa y desgarrar su carne como los carnívoros. Tenemos 2 pies y caminamos erectos, los carnívoros tienen 4 patas además de tener una cola. Poseen colmillos afilados para desgarrar la carne en grandes pedazos y tragarla sin masticar, y su ácido clorhídrico en 20 veces más fuerte para poder digerir grandes trozos de carne. El intestino de los carnívoros es de 1,5 a 3 veces el largo del cuerpo para despedir rápidamente la carne y evitar la absorción de sustancias tóxicas que la misma contiene. Descansan entre 18 a 20 horas diarias y toleran microorganismos que en el ser humano serían mortales. Frenamos aquí, aunque continúan las comparaciones por montones (que veremos en el cuadro comparativo más adelante). Creo, se entiende el concepto que los seres humanos no son seres carnívoros.

¿Somos herbívoros?

Nuevamente la respuesta es NO. Aunque nuestra anatomía se asemeja más a la de un herbívoro que a la de un carnívoro, ésta tampoco es nuestra naturaleza fisiológica. Los herbívoros se alimentan principalmente de pasto, hojas verdes, plantas, tallos y hierbas. En términos estrictos de la palabra, el vegetarianismo, entraría dentro de la categoría de herbívoros, aunque en la práctica no es así.

Lo que estamos buscando es nuestro alimento intuitivo, entonces nos preguntamos: ¿Nos resulta atractivo y tentador comer hierbas o plantas? ¿Nos resulta cómodo estar boca abajo en el piso comiendo pasto junto con tierra? No somos herbívoros, ya que la alimentación herbívora no satisface nuestras necesidades nutricionales. Los seres humanos no producimos celulasa, una enzima que se especializa en descomponer la celulosa de las plantas, por lo tanto las únicas que podríamos consumir son las hojas verdes y tiernas como la lechuga, la espinaca, el apio, o similares y en baja cantidad, ya que los vegetales más duros como la acelga, el brócoli o el coliflor, contienen fibras insolubles difíciles de digerir. Es por esto que un brócoli crudo en su estado integral y natural no se nos apetece y al comerlo, no resulta un deleite para nuestro paladar.

Llegamos a la conclusión de que el ser humano puede complementar su alimentación con vegetales, aunque este no es su alimento fisiológico principal.

¿Consumimos almidones (Cereales, legumbres y raíces)?
¿Somos gramíneos?

Los gramíneos son animales que se alimentan de granos (de cereales). Si analizamos el modo en que crecen estas semillas de pasto o hierbas en su estado natural, no nos resultan ni apetitosas, ni comestibles, ni digeribles. Las aves, los pájaros son animales gramíneos, y eso se debe a que tiene la habilidad de pre-digerir estas semillas entre las que se encuentran el arroz, el trigo, el centeno, la avena, la cebada, etc. Poseen un "buche" en sus gargantas en donde los granos pasan por un proceso de pre-digestión, transformándose en digeribles para su organismo.

A pesar de que en los últimos miles de años, el ser humano se especializó en el cultivo y consumo de cereales como principal alimento de la especie, podemos descartarlo de nuestra lista de alimento fisiológico, ya que en su estado crudo y natural es totalmente indigerible, no pudiendo tragarlo sin ahogarse en el intento.

¿Consumimos leguminosas como alimento principal?

Las legumbres en su estado maduro no solo son indigeribles por el ser humanos, sino que también son desagradables y bastante tóxicas. Los únicos animales que consumen la planta de leguminosas con placer son las aves y los cerdos. Si bien las plantas tiernas (antes de que florezcan) se pueden consumir y no resultan tóxicas, esto no significa que sea de ninguna manera nuestro alimento intuitivo.

Conocidos son por todos nosotros los efectos (gaseosos) que producen las leguminosas dentro de nuestro organismo, esto nos da la pauta de que esta categoría de alimento que nos provoca trastornos digestivos, no puede ser considerado nuestro alimento fisiológico.

¿Consumimos raíces y tubérculos como alimento principal?

Si analizamos la categoría de alimentos que nacen debajo de la tierra, naturalmente, los animales preparados fisiológicamente para estos alimentos, deberían poder disponer de ellos fácilmente. No es este el caso de los seres humanos, ya que somos muy malos excavadores sin herramientas. Los animales que comen raíces, tienen tanto una habilidad muy bien desarrollada para excavar, como también hocicos para indagar en los agujeros. No nos resultan apetecibles los alimentos que crecen debajo de la tierra, y menos si los mismos están adornados con tierra, ya que somos la especie más quisquillosa al momento de lavar los alimentos. Si bien nos alimentamos con algunas raíces o tubérculos (zanahoria, batata, nabo, remolacha, etc.) que se podrían comer en su estado natural, en la práctica casi nunca sucede de tal manera. Por lo tanto, descartamos la categoría de almidones (cereales, legumbres y raíces) de la búsqueda por nuestro alimento fisiológico.

¿Somos consumidores de semillas, frutos secos o plantas altas en grasas?

Sabemos que el ser humano consumió semillas, frutos secos y plantas altas en grasas desde siempre, aunque aquí nos preguntamos, ¿Es esta categoría el pilar de nuestra alimentación? La respuesta es intuitivamente, NO. Pensemos por ejemplo en una nuez, que viene dentro de su cascara de protección. ¿Somos capaces de romper la cáscara con nuestras manos, nuestros pies, o acaso nuestra boca? Lo he intentado varias veces, y sin la utilización de un rompe-nueces (o una piedra) se podría decir que es casi imposible. Esta simple observación, nos da la pauta de que ni las semillas, ni los frutos secos o las plantas altas en grasa configuran nuestro alimento principal.

Esta categoría tiene la particularidad de contener alto porcentaje de grasa (entre 55% y 90%), es por eso que nuestro sistema digestivo no está preparado para digerirlas de la manera más eficiente. Esto no quiere decir que no podamos comer semillas o frutos secos con regularidad es su estado natural y crudo (y activado en el mejor de los casos), aunque la realidad difiere mucho de nuestras expectativas, siendo hoy casi imposible encontrarlas comercialmente es su estado natural, ya que pasan por un proceso de secado, deshidratado o calentado para conservarlas por mayor tiempo, lo cual las transforma en un alimento tóxico y patogénico. Nuevamente, descartamos esta categoría como alimento intuitivo del ser humano.

¿Somos frugívoros?

Finalmente, luego de investigar todas las categorías de alimentos posibles de la alimentación fisiológica e intuitiva del ser humano hemos llegado a las frutas. Las frutas en su estado fresco y maduro es por naturaleza el alimento principal fisiológico del ser humano y el pilar de su nutrición. Nuestra naturaleza nos ofrece una cantidad y variedad de frutas con un abanico de colores y sabores que no nos alcanzaría una vida entera para probarlas todas. Sus aromas, colores y texturas nos invitan a una experiencia de placer en donde todos nuestros sentidos se encuentran latentes en sintonía con la naturaleza y en relación con el fruto.

Nutricionalmente hablando, la fruta nos provee de todos los nutrientes que necesitamos en las proporciones ideales que nuestro organismo requiere. Combinadas con hojas verdes tiernas que nos aportan minerales y algunas semillas y frutos secos activados que nos aportan proteínas y grasas saludables, las frutas constituyen la base de nuestra alimentación (y excepcional deleite). Ya al estar escribiendo sobre las frutas y pensando en ellas, comienzo a salivar y a tener unas ganas irresistibles de comer una fruta dulce y jugosa, pienso que vamos por buen camino.

Esta categoría incluye tanto las frutas dulce, como las no dulces que normalmente confundimos con vegetales (tomate, pepino, zucchini, morrones, pimientos, calabazas, etc.) aunque el ser humano siempre se inclina más por el consumo de las dulces, ya que representan mayor proporción de calorías. Es importante saber que las frutas debemos consumirlas maduras, ya que los carbohidratos se convierten en glucosa y frutosa, azúcares simples que podremos digerir sin problemas ni esfuerzos adicionales.

Repasemos entonces las comparaciones fisiológicas y anatómicas investigadas:

ESPECIE ANIMAL	SER HUMANO	FRUGÍVORO	HERBÍVORO	OMNÍVORO	CARNÍVORO
ANATOMÍA FISIOLOGÍA					
EXTREMIDADES	Manos prénsiles	Manos y pies prénsiles	4 patas con pezuñas	4 patas con garras o pezuñas	4 patas con garras
DENTADURA: DIENTES	Caninos simples desafilados Incisivos grandes planos Molares planos	Caninos para defensa Incisivos grandes planos Molares planos	Caninos simples desafilados Incisivos grandes planos Molares planos duros	Grandes colmillos afilados Incisivos pequeños en punta Molares en cuchilla	Grandes colmillos afilados Incisivos pequeños en punta Molares en cuchilla
DENTADURA: MANDÍBULA	Pequeña apertura de la boca Maxilar asentado Gran movilidad lateral y hacia adelante Mastican su alimento	Pequeña apertura de la boca Maxilar asentado Gran movilidad lateral y hacia adelante Mastican su alimento	Pequeña apertura de la boca Maxilar asentado Gran movilidad lateral y hacia adelante Mastican mucho su alimento	Gran apertura de la boca maxilar encastrado mínima movilidad lateral y hacia adelante Cortan, trituran y tragan su alimento sin masticar	Gran apertura de la boca maxilar encastrado mínima movilidad lateral y hacia adelante Cortan, trituran y tragan su alimento sin masticar
ELIMINACIÓN: ORINA	Alcalina	Alcalina	Alcalina	Ácida	Ácida
APARATO DIGESTIVO: SALIVA	Glándulas salivares grandes y alcalinas con Ptialina	Glándulas salivares grandes y alcalinas con Ptialina	Glándulas salivares grandes y alcalinas con Ptialina	Glándulas salivares chicas y ácidas sin Ptialina	Glándulas salivares chicas y ácidas sin Ptialina
APARATO DIGESTIVO: ESTÓMAGO	Gran Estómago con Ácido Clorhídrico Suave	Gran Estómago con Ácido Clorhídrico Suave	Gran Estómago con Ácido Clorhídrico Suave	Pequeño Estómago con Ácido Clorhídrico Fuerte	Pequeño Estómago con Ácido Clorhídrico Fuerte
APARATO DIGESTIVO: INTESTINO	9 Veces el Largo del Cuerpo	9 Veces el Largo del Cuerpo	20 Veces el Largo del Cuerpo	3 Veces el Largo del Cuerpo	De 1,5 a 3 Veces el Largo del Cuerpo
APARATO DIGESTIVO: CÓLON	Colon Largo Saculado Ácido	Colon Complejo Largo Ácido	Colon Complejo Largo Ácido	Colon Corto Liso Alcalino	Colon Corto Liso Alcalino
APARATO DIGESTIVO: DIGESTIÓN	Digestión Completa de 12 a 18 hs.	Digestión Completa de 12 a 18 hs.	Digestión Completa de 24 a 48 hs.	Digestión Completa de 6 a 10 hs.	Digestión Completa de 2 a 4 hs.
ALIMENTO FISIOLÓGICO	Frutas, Vegetales y Semillas	Frutas, Vegetales y Semillas	Vegetales y Hierbas	Carne y Vegetales	Carne

El ser humano tiene:

Manos Prensiles: Diseñadas específicamente para tomar y pelar frutas, vegetales y semillas. También para poder subir a los árboles.

Dentadura: Diseñada para masticar, triturar y moler frutas, vegetales y semillas en pequeños pedazos que se mezclarán con la saliva y la enzima Ptialina que dará inicio a la digestión.

Ácido Clorhídrico: Es suave, diseñado para digerir frutas, vegetales y semillas. Intestino: 9 veces el largo del cuerpo diseñado para asimilar los nutrientes de las frutas, vegetales y semillas en tiempo y forma.

Como podemos ver, el ser humano es un ser frugívoro y recolector por naturaleza, muy similar al primate (menos de 1% de diferencia genética). Quiere decir que si nos encontramos en auténtica conexión con la naturaleza, no necesitamos más que las frutas, los vegetales y las semillas que recogemos para alimentarnos y nutrirnos, sana y completamente.

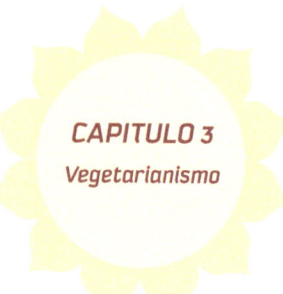

CAPITULO 3

Vegetarianismo

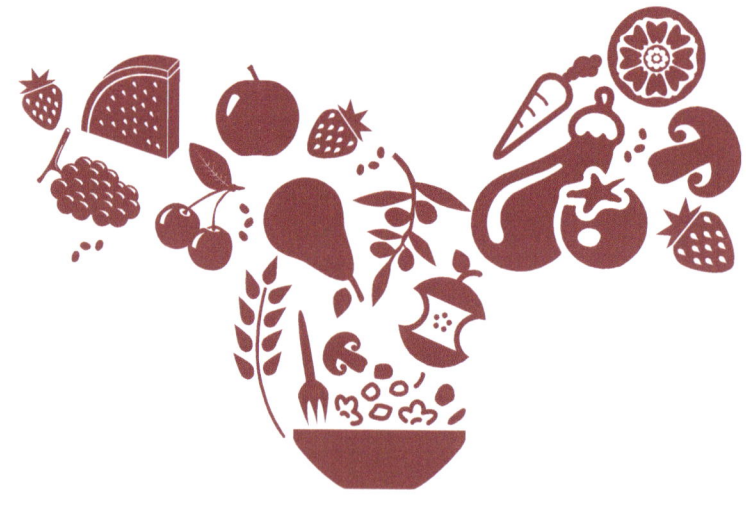

Vegetarianismo

¿ Que es el vegetarianismo?

Entendemos por vegetarianismo a la dieta alimenticia que excluye el consumo de carne de todo tipo de animal y alimentos que contienen alguno o varios de sus derivados, como gelatinas hechas con huesos y tejidos animales, chocolates o galletas con grasas animales, caldos concentrados con jugo bovino, etc. Existen distintas variaciones del vegetarianismo, por ejemplo, el ovo-lacto vegetarianismo, en donde se consumen huevos y derivados lácteos, o sus variaciones de ovo-vegetarianismo (en donde se consumen huevos, descartando los lácteos) o el lacto-vegetarianismo (en donde se consumen lácteos, descartando los huevos)

¿Cómo empezar?

En mi experiencia y en la de muchos, comenzar con una dieta ovo-lacto vegetariana es la opción de mayor facilidad. Es el paso más simple y adaptable. Cabe aclarar que en el mundo de la alimentación saludable, existen varias dietas con distintas posibilidades.

Podemos nombrar por ejemplo:

Veganismo o Vegetarianismo Estricto: Frugivorismo, Crudivorismo (o Crudi-Veganismo), Naturismo Vegetariano Estricto, Macrobiótica Vegetariana Estricta

Naturismo: Ovo-lacto vegetarianismo, Lacto-vegetarianismo, Ovo-vegetarianismo

Macrobiótica Ovo-lacto vegetariana

Ayurveda vegetariana

¿De qué se alimentan los ovo-lacto vegetarianos?

✳ *Cereales*	✳ *Frutas*	✳ *Semillas*
✳ *Legumbres*	✳ *Frutos Secos*	✳ *Miel*
✳ *Vegetales y Hortalizas* (raíz, tallo, hojas, frutos, flores).	✳ *Aceites*	✳ *Lácteos*
	✳ *Algas*	✳ *Huevos*

Dieta Ideal

La dieta ideal depende de cada persona, su organismo, su edad, su actividad, el lugar en donde vive, el clima, y muchos etcéteras. La idea es probar cual es la que se adapta mejor a nuestras necesidades y con cual nos sentimos plenos y vibrantes de energía.

Otra aclaración importantísima es que la disminución o eliminación de la carne en la dieta, no significa un aumento en los lácteos y los huevos para su reemplazo. Son conocidos casos de muchas personas que al aumentar considerablemente los lácteos, sus derivados como quesos o yogures y los huevos, en un afán de reemplazar la falta de carne, llegan a tener resultados desastrosos en la salud, causando graves enfermedades, desde las menos invasivas, hasta cáncer o tumores. Se debe tener precaución en este punto.

Recuerdo cuando realicé mi transición. Es un momento fascinante, sobre todo por lo que sucede a tu alrededor. Familiares y amigos miran con cara extraña argumentando que no es sano, o que podrías llegar a enfermar. La reacción en mis padres, preocupados por mi salud, pensando que esta no era una buena decisión. En fin, contraposiciones por todos lados. Al parecer, de un día al otro, toda mi familia, grupo de amigos y conocidos se transformaron en nutricionistas calificados.

¿Realmente me enfermaría? ¿Qué es la enfermedad?

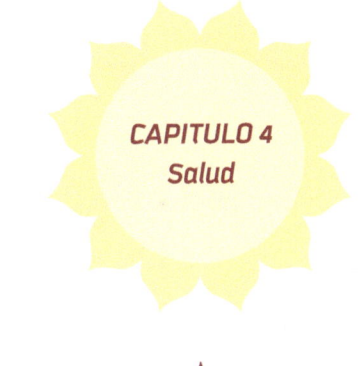

CAPITULO 4
Salud

Salud

Enfermedad

Pensemos que pasa cuando una célula dentro de nuestro cuerpo comienza a mal funcionar. Una célula de este gran tejido no funciona correctamente por alguna alteración, sin embargo, esto no presenta problema para el organismo. El mismo es inteligente y tiene las herramientas para solucionarlo, pero, ¿Qué pasaría si varias células comienzan a funcionar mal al mismo tiempo? Nos encontraríamos con las defensas bajas, el organismo no da a basto para reparar el daño lo cual nos lleva a la "enfermedad".

Aquí es donde se debe poner especial atención. ¿Qué implica estar enfermo? Hoy en día se habla de la enfermedad con una connotación negativa. La enfermedad no es en ningún sentido algo negativo, al contrario, si no existiera, ello presentaría una situación peligrosa. La enfermedad es la manera en que Gaia nos da información acerca de cómo estamos manejando nuestro cuerpo físico en correspondencia con los componentes que existen en este planeta. En otras palabras, la enfermedad es una advertencia para darnos cuenta que algo estamos haciendo que no se corresponde con las leyes naturales, y hay que modificar para reparar y sanar. El organismo no enferma, sino que se depura de los malos hábitos en los que reincidimos día tras día. La enfermedad representa una ilusión, es solamente una apariencia, una creación inconsciente. Tenemos la elección de verla desde el punto de vista de víctima, o verla como una verdadera bendición que nos ayuda a reconocer que hemos hecho algo que desarmoniza nuestro organismo y que necesitamos re-establecer el buen hábito.

Dijimos que si muchas células del cuerpo se deterioran, el organismo "enferma". ¿Qué pasa si lo trasladamos al plano de Gaia, nuestra madre tierra? Si nosotros, los seres humanos que somos parte de sus células, o su tejido, nos enfermamos y la contaminamos al mismo tiempo (es lo que está sucediendo hoy en día), ¿Qué pasará con ella?

Es increíble, ahora reflexionando sobre este tema, la relación del aumento enfermedades como el cáncer o la aparición de tumores en los últimos tiempos, y la velocidad en que estamos destruyendo al planeta, sin entregarle nada a cambio, y por el contrario, sacándole todo, explotándola, exprimiéndola como si tuviéramos varias para reemplazarla, sin darle siquiera un silencio, un respiro, un abrazo, un gracias o un te quiero. La realidad es que tenemos solo una, y con ella somos una Unidad. El Ego toma control de nuestras vidas y de un día para el otro (o mejor dicho en el transcurso de aproximadamente 100 años), nos convertimos en el cáncer del planeta, atentando contra nuestra salud y SU salud, cuando deberíamos estar haciendo todo lo contrario, amando, respetando, cuidando de ella y todos los seres que la habitan.

Creo que hoy en día la peor enfermedad de todas es la ignorancia. Hay miles de personas en todo el mundo que pasan incontables horas estudiando, leyendo, investigando, realizando carreras profesionales, y hasta masters o pos grados, y aún así no se saben cómo funcionan por dentro, no se tomaron el tiempo de conocerse.

¿Cómo hacemos para conocemos?

Auto-Conocimiento

Este es el pilar que tomaré de base en el desarrollo del contenido de todos los módulos y es desde donde me manejaré, siempre. No me interesa el fanatismo, ni el extremismo, solo deseo el bien común de todos mis hermanos tanto humanos como no humanos, así como el buen accionar hacia nuestro planeta y nuestro cuerpo. Tampoco será la propuesta retornar al modo de vida pre-histórico, a los inicios de la humanidad en las cavernas como modo de sanación. Esto sería algo inadecuado y va en contra del desarrollo y la evolución que vivimos hoy en día. Lo que importa es reconocer y entender que el ser humano supo desde un primer momento cómo alimentarse, vivir plena y sanamente partiendo desde su instinto natural, sin necesidad de consultas médicas, nutricionistas, ni complejas recetas. Nosotros también lo sabemos, sabemos cómo alimentarnos de forma natural, solo que nuestra evolución nos sitúa en un momento en el que abunda la información proveniente de varios puntos de vista contradictorios. Esta información nos satura y por el contrario nos desinforma.

La meta es que uno comience a conocerse realmente como es, que pueda entenderse, comprender como funciona, que pueda aumentar su energía, su vitalidad y así su felicidad, para ser compartida con todo su entorno. Esta es la razón que me llevó a transitar el camino de conocerme a mí mismo. La oportunidad de conocerse se encuentra latente en todo momento, depende de uno profundizar en este emocionante mundo del auto-conocimiento y la auto-sanación.

De nada sirve exigirse un cambio en la alimentación, si ésta no viene dada puramente desde el corazón y del disfrute en todo momento. Si el cambio es impuesto, el mismo se llevará a cabo sin alegría y en desacuerdo con nuestro organismo. Recordemos que la alimentación es sinónimo de satisfacción y disfrute. Muchos son los casos (y también hablo desde mi experiencia) de tratar de convencer al prójimo y profetizar acerca de los beneficios del vegetarianismo y lo destructivo del consumo de carne, con muy poco éxito, ya que la otra persona percibe la exigencia que se está imponiendo y al contrario se genera mayor resistencia. La transición siempre debe ser armoniosa y con mucha felicidad.

Creo en los poderes del cuerpo, de la mente y del alma, los cuales funcionan en perfecta sintonía si se encuentran alineados, algo que olvidamos como hacer hace mucho tiempo atrás. Creo en el poder de la auto-sanación que habita en nuestro organismo y en el poder de la compasión, que es la cualidad primaria del ser humano.

No pretendo con mi estudio, el que expongo en mis obras y que lleva más de 5 años de investigación, convencer a nadie. Tampoco pretendo que crean en todo lo que digo, porque en la duda es donde yace la pasión de seguir indagando, investigando, informándose. Vivir es el derecho a experimentarse y luego de varios años, todavía me sorprende lo exquisita que es la vida, lo maravillosa que es nuestra madre Gaia y la capacidad de aprender todos los días, desde un silencio hasta del más terrible dolor.

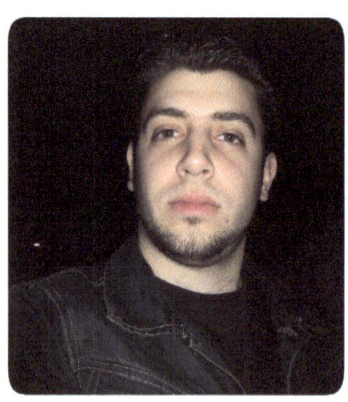

Guido en USA - 20 años: 80 Kg

Luego de transitar 24 años de mi vida "alimentándome" de la forma tradicional occidental, es decir, comiendo todo lo que pasaba por delante mío, carne animal, lácteos, huevos, golosinas o dulces, productos industrializados, bebidas de todo tipo, jugos, y también porque no, un poco de verduras y frutas, llegué a un momento en donde mi vida se inclinó hacia la práctica de la meditación y el yoga. Estas dos prácticas orientales relacionadas que existen desde hace miles de años, hicieron que me replanteara de que manera estaba administrando la energía en mi cuerpo. No puedo negar tampoco mis recurridas visitas a los lugares que ofrecen "fast food" comida chatarra, rápida y al paso.

Recuerdo en un viaje a los Estados Unidos cuando tenía 20 años que las hamburguesas costaban un dólar; compraba de a 4 o 5 hamburguesas y su respectivo combo con papas fritas, aderezos, gaseosas y postres. Recuerdo también en ese viaje de 3 meses haber batido el record de subida de peso de mi vida. La ropa que había llevado ya no me entraba, y hasta me costaba respirar normalmente para el final del viaje.

Dada la tan dispersa y variada información acerca de los temas de la alimentación natural, saludable y el vegetarianismo, esparcidos a lo largo y ancho del planeta, es que me surge la necesidad de reunir, traducir (mucha de la información extensamente estudiada del tema proviene de los Estados Unidos, en donde se realizaron la mayoría de los análisis y estadísticas) y recopilar datos e información que fue llegando a mis manos a medida que transcurría por este hermoso camino. Los libros y módulos serán divididos de la mejor forma para que el lector pueda volver cuando sea necesario para su consulta.

Ya sea que se recurra a estas lecturas porque se padece de una enfermedad leve, la cual va a poder ser tratada de forma natural y progresiva mediante un cambio en la alimentación, sin necesidad de ninguna medicina tradicional de shock ni medicamentos de laboratorio, o si se goza de perfecta salud, y se desea mantener este estado para la longevidad; en ambos casos, los textos expuestos van a poder utilizarse como guías a seguir para curar, sanar o mantener el buen estado de salud. En cambio, si se padece de una enfermedad severa o crítica, y se busca con estas guías poder sanar la enfermedad de un día al otro, recomiendo en primer lugar realizar una visita médica (si es un médico con orientación holística mejor aun), y plantearle la idea de tratar la enfermedad con una aproximación naturista y un cambio de alimentación. No pretenda que encontrará aquí una solución mágica de la noche a la mañana; este abordaje es un proceso y como todo proceso, debe hacerse con tranquilidad y sin sobresaltos.

Proteínas, ¿Mito o Realidad?

Indiscutiblemente, en estos tiempos de tribulación, en donde hay tanta información y más que variada, nos encontramos muy confundidos, en la mayoría del tiempo por la herencia cultural y por otra gran parte, la publicidad y propaganda.

Cuando hablamos de los beneficios de comer carne, se nos dispara un cartel en nuestra mente que dice: ¡Proteínas! Necesitamos gran cantidad de proteínas, sin ellas no podríamos vivir saludablemente, es lo que se escucha a la gente decir, y es lo que los profesionales médicos nos dicen, pero ¿es realmente así?

Como sabemos, la leche materna es el mejor y más completo alimento que un bebé recién nacido puede obtener. Contiene todas las propiedades que se necesita para esta etapa. Se necesitan vitaminas, nutrientes, minerales, grasas, proteínas y agua. Es una etapa de mucho requerimiento de proteínas, ya que las mismas juegan un rol importantísimo en la construcción de estructuras y formación de tejidos. Entonces, ¿Cuál es el porcentaje de proteínas que contiene la leche materna? La respuesta generalizada a esta pregunta es que la leche materna, contiene entre un 50% y un 100% de proteínas, pero la respuesta a la pregunta es que el porcentaje de proteínas en la leche materna es de un 0,9%, o sea, menos del 1 % de proteínas. Una vez desarrollado el cuerpo, hay mucho reciclaje de proteína dentro del mismo organismo. El porcentaje que necesitamos de proteínas siendo adultos lo podemos obtener del reino vegetal, plantas, frutas y verduras en un consumo diario y variado.

¿Qué es una proteína?

Por ahora solo vamos a decir que una proteína es fundamental para el desarrollo y mantenimiento de estructura y tejidos, y que se forma a partir de diferentes aminoácidos. Estos aminoácidos serían los "ladrillos" que forman nuestra "pared" (proteína).

¿Dónde encontramos los aminoácidos?

Si bien los aminoácidos que forman las proteínas las encontramos en la carne animal, también se encuentran en las frutas, vegetales y frutos secos en proporciones ideales para nuestro organismo.

¿De dónde pensamos que saca el gorila o el elefante (cabe aclarar que estas especies animales no consumen carne de otras especies) las proteínas?

Recordemos que la proteína es la pared y los aminoácidos son los ladrillos que componen a esa pared. Si falta algún ladrillo (aminoácido), la pared no está completa y por lo tanto no se genera la proteína. Aquí surgen los términos inadecuados de proteína completa y proteína incompleta, alegando que la carne contiene la proteína completa y las frutas y vegetales la incompleta. Lo más importante desde mi punto de vista aquí es lo siguiente: ¿Cómo obtienen los aminoácidos los animales herbívoros o frugívoros para formar sus proteínas? Es claro, los obtienen de las plantas. Entonces ¿Para qué ingerir la carne animal para obtener las proteínas, si podemos fácilmente ir a la fuente como lo hacen ellos?

Pensémoslo como una venta tradicional con intermediario, si le compramos al intermediario en vez de al productor, estaremos gastando más dinero (al sumarle la ganancia del intermediario). Sucede la misma situación con las proteínas, si comemos carne, que ya tiene su proteína formada, nuestro organismo va a tener que demoler la pared (proteína) y fraccionarla en ladrillos (aminoácidos) que luego formarán parte de nuestras proteínas, y esto es un gasto enorme de energía que va a tener que sufrir nuestro organismo. Es como armar una casa con materiales reciclados (al ingerir la carne). En cambio, al ingerir frutas y vegetales, armaremos una casa con materiales nuevos y naturales. Ya empezamos a entender cuál es la mejor opción.

Exceso de proteínas

La industria de la carne, la leche y los huevos realizó un esplendido trabajo en nuestra psiquis (y en las instituciones, aludiendo a elevados niveles requeridos) para relacionar su ingesta con la obtención de proteína; como decíamos, ante la pregunta de por qué comer carne, la respuesta automática es: por las proteínas. Tanta fue la manipulación de las instituciones como en los medios en estos últimos 100 años que la carne se transformó en sinónimo de proteína.

Hoy en día se consume un exceso de proteína de origen animal incalculable lo que conduce a sobrepeso y obesidad, enfermedades del corazón, derrames cerebrales, diabetes, hipertensión, enfermedades de los huesos como osteoporosis, cáncer de próstata, de colon, de mamas, arterioesclerosis, enfermedades hepáticas y renales, cansancio, dolores de cabeza, desmineralización, dificultad de absorción de nutrientes y se podría continuar llenando hojas y hojas de estas enfermedades autoinmunes modernas, generadas por el consumo excesivo de proteínas, que se llevan la vida de millones de personas al año. El cáncer de próstata y el cáncer de colon son los más comunes entre los consumidores de carne. El número de niños con diabetes del tipo 2 está creciendo con una velocidad nunca vista, es más, ¿Los niños con diabetes? Eso sí que nunca se vio en la historia de la humanidad. También están sufriendo de hipertensión ya desde la secundaria. Al parecer, la dieta occidental está fallando y esto tiene que servir como un mensaje para que despertemos. ¿Es posible que aquellos "alimentos" que creíamos tan saludables para la salud en realidad no lo sean y al contrario estén destruyendo nuestra salud de a poco? Estamos frente a una importante crisis de salud que se esparce velozmente.

Pensemos por un instante. ¿Cuál es el nombre la enfermedad que se sufre por la ingesta desmesurada de comida rica en grasas y proteínas con aumento exponencial de peso? Esta enfermedad se la conoce como obesidad y crece todos los días. Ahora, ¿Cuál es el nombre de la enfermedad que se sufre por la falta de ingesta de proteínas? Lo claro aquí es que no sabemos la respuesta, ni los médicos la conocen, sin recurrir a sus gigantescos libros de medicina. No sabemos la respuesta básicamente porque no sucede (salvo casos en África donde la gente muere por desnutrición, pero ese es otro tema muy distinto). Entonces ¿Por qué nos hablan de una necesidad esencial de consumir excesivas y elevadas cantidades de proteína? Es simple, si no lo hacemos, la industria alimenticia no podrá generar sus ganancias económicas. Nos invaden las publicidades de lugares "fast food", jamones, embutidos, y derivados cárnicos, pero ¿Acaso vemos alguna publicidad de los beneficios de consumir frutas y verduras? Claro que no! Porque nadie se beneficia allí.

1.000.000 (1 millón) de personas mueren al año por enfermedades del corazón y cáncer. En EU (Estados Unidos) una persona muere por enfermedades del corazón, cada minuto que pasa. Y respecto al cáncer, 1500 (mil quinientas) personas por día mueren de esta enfermedad. Cada 40 segundos, alguien sufre de un infarto (Asociación Americana de Infartos), cada 24 segundos, alguien sufre de un ataque cardíaco (Asociación Americana del corazón), cada día 3.400 (tres mil cuatrocientas) nuevas personas son diagnosticadas con cáncer (Instituto para la investigación del cáncer). Por otro lado, diez billones de animales son sacrificados por comida al año, esto quiere decir que cada un segundo, trescientos animales son asesinados. ¿No resulta un poco preocupante este panorama? ¿Será una mera coincidencia la relación entre el consumo de carne y las enfermedades? Estas enfermedades no tienen precedentes y ahora se encuentran más desenfrenadas que nunca.

Quisiera hacer un paréntesis en este punto. Mi intención no es de ninguna manera aportar energía negativa en el desarrollo de los textos, siempre voy a orientar el punto de vista desde una proyección de energía positiva, más resulta imprescindible en algunos casos y sobre todo en esta área tan importante de investigación de la salud, presentar datos que no pueden (ni deben) ser aludidos.

Más de 50 años de investigación científica, certifican que la solución a todas estas enfermedades con que nos enfrentamos, (recordemos la enfermedad como advertencia de la gestión de nuestro cuerpo físico) se encuentra en la disminución drástica o eliminación de la excesiva ingesta de proteínas animales, alimentos procesados, refinados con aditivos químicos y la centralización en un plan nutricional basado en alimentos naturales vegetales. Si logramos hacerlo, reduciremos con seguridad, hasta eliminaremos (en los casos en donde sea posible la recuperación) esta epidemia de enfermedades.

"Que el alimento sea tu mejor medicina y tu mejor medicina sea tu alimento" **Hipócrates**, padre de la medicina. Médico destacado de la antigua Grecia (460 a.C – 370 a.C)

Las bases en los estudios de las proteínas se construyen a partir de una extensa investigación por parte del **Dr. Colin Campbell** y el **Dr. Caldwell Esselstyn**, dos investigadores que revolucionaron y contribuyeron en el aporte de datos, grandes comparativas globales, estudios, análisis y más. Pienso que éste resulta un tema de importancia, que debe quedar bien claro.

Si analizamos las estadísticas que respectan al consumo, podemos ver que al principio del siglo 20 en EU, una persona consumía cerca de 54 kg de carne al año. Ahora, si nos vamos al año 2007, las cifras son muy distintas, aumentando a 100 kg de carne al año.

Es precisamente en la mitad de este período, en los años 60 que comenzaron a aparecer las cadenas de comida rápida (fast food) y las enfermedades del corazón, típicamente la llamada enfermedad de la arteria coronaria, en donde la arteria que suministra sangre al corazón es alterada. Una sustancia de grasa que viaja con la sangre, llamada colesterol, se va depositando en la arteria, acumulándose en los tejidos internos de la misma, obstruyendo el flujo normal de sangre al corazón. Esto se traduce en malestares desde dolores de pecho, hasta ataques de corazón. Todos los animales humanos y no humanos producimos naturalmente colesterol en nuestro organismo, pero cuando consumimos el colesterol de otro animal o sus derivados (carne, lácteos, huevos) se queda atrapado en nuestro torrente sanguíneo.

Mientras más y más franquicias de comida rápida aparecían la tasa de muertes por cáncer seguía creciendo. En el año 1958 en Japón, las muertes por cáncer de próstata fueron 18, en todo Japón, mientras que en el mismo año, en EU (que es ese momento duplicaba la población de Japón) la cifra fue de 14.000 (catorce mil). Estudios realizados ya en aquella época, aportaban datos contundentes, concluyendo que la proteína animal era increíblemente efectiva en la activación del cáncer. El **Dr. Esselstyn** descubrió que esto se debía a que la cultura oriental no consumía productos de origen animal.

"La gran mayoría de todos los cánceres, enfermedades cardiovasculares y otras enfermedades degenerativas pueden ser prevenidas simplemente adoptando una dieta libre de productos animales" **Dr. T. Colin Campbell**, investigador nutriólogo de la Universidad de Cornell (EE.UU) y director del Estudio China – "China Study " (el más completo estudio sobre la nutrición jamás realizado sobre la población china por más de 20 años de duración).

Otro dato interesante es que en la segunda guerra mundial, cuando los alemanes ocuparon Noruega, y confiscaron todo el ganado y los animales de granja para dárselos a sus tropas, dejaron a los Noruegos con la única posibilidad de alimentarse a base de vegetales. Los índices de muerte por ataque al corazón y derrame cerebral en este país aumentan exponencialmente desde el año 1927 hasta 1939, inmediatamente en 1940, al inicio de la ocupación Nazi, estos valores bajan drásticamente al mismo nivel (mínimo) de 1927, hasta el año 1945. Luego del 1945, cuando la guerra cesó y los Noruegos vuelven a consumir productos animales, la tasa de muerte comienza a subir en forma exponencial nuevamente. Este descubrimiento de relación entre el consumo de carne y enfermedades letales fue una lección muy poderosa para el Dr. Esselstyn, aunque la sociedad no lo haya comprendido. Posteriormente, el Dr. Campbell inició estudios de laboratorio más extensos, concluyendo que las proteínas provenientes de animales (carnes, lácteos, huevos) promovían el crecimiento del cáncer, y que las proteínas provenientes del reino vegetal (frutas, vegetales, cereales, legumbres) inhibían y reducían (en el caso del tumor ya formado) el crecimiento del cáncer.

Por fortuna, ya existen (en muy pequeña cantidad) los doctores que utilizan una dieta basada en alimentos vegetales como principal tratamiento de estas enfermedades. Para esto, es necesario re-educar a las personas acerca de la nutrición y su importancia. El Dr. Esselstyn ha tratado exitosamente a centenas de pacientes con enfermedades del corazón utilizando exclusivamente una dieta basada en plantas.

"El doctor del futuro no tratará al cuerpo humano con medicina sino curará y prevendrá la enfermedad con nutrición" **Thomas Edison**

Los médicos en sus trabajo se ven diariamente confrontados con todo tipo de enfermedades relacionadas con la alimentación. Cada vez, se ven más pacientes con enfermedades cardiovasculares, presión alta, exceso de peso, diabetes, enfermedades de articulaciones, y enfermedades tumorales que aumentan a pesar de los adelantos en la medicina. La relación entre las crecientes enfermedades y el aumento en el consumo de carne ya no puede ser ignorado y la medicina tradicional solo se limita a tratar la enfermedad, pero nunca curarla o prevenirla.

La noción del consumo de carne relacionado con la salud, ya fue refutado cantidad de veces por muchos investigadores. Incontables son los estudios realizados que muestran la estrecha relación del consumo de carne con enfermedades de todo tipo. Una investigación sueca en diciembre del 2010 demuestra que el riesgo de derrame cerebral está directamente relacionado con el consumo cárnico.

Ya comentamos que también está relacionado con la obesidad (siendo ésta una epidemia en nuestros tiempo), al aportar altas cantidades de grasas saturadas al organismo. La organización mundial de la salud calcula que 1.700.000.000 (mil setecientos millones) de personas son obesas, y la obesidad es el principal responsable de la diabetes tipo 2. Hoy en día la cantidad de diabéticos es de aproximadamente 285.000.000 (doscientos ochenta y cinco millones).

Nunca antes habíamos observado tal grado de obesidad en la gente. Es una epidemia que se expande rápidamente y presenta un grave problema para estas personas. La enfermedad surge a partir de un consumo excesivo de proteínas animales, alimentos procesados, refinados y "calorías vacías". Esto quiere decir que llenamos nuestro cuerpo con una cantidad de calorías que no tienen ningún valor nutricional, no nos nutren, sino que nos engordan de manera rápida y peligrosa. Básicamente lo que sucede es que estamos engañando a nuestro mecanismo de saciedad. Llenamos el cuerpo de "calorías vacías", pero al no tener valor nutricional, el cuerpo no queda satisfecho y pide más alimento, si seguimos consumiendo productos altos en "calorías vacías", el cuerpo entra en un ciclo vicioso donde no puede disminuir el consumo de estos productos adictivos que generan obesidad. Decimos que estos alimentos son adictivos, porque son ricos en calorías, estimulan nuestro paladar y nos dan una sensación de bienestar, pero al ser alimentos procesados, caemos en una trampa de la estimulación artificial moderna que no nos aporta nutrientes, sino solo calorías. Contienen alta concentración de azucares refinados y grasas que se convierten en una adicción de bajo grado o, dicho de otra manera, en drogas con efecto secundarios extremadamente dañinos. Así podemos entender porque la gente es adicta la comida rápida con excesiva proteína animal, comida con altos porcentajes de azúcar y frituras, y porque les cuesta tanto retirarlas de su dieta, ya que al hacerlo, se genera abstinencia y se reincide en su consumo.

Los productos cárnicos están compuestos de sustancias nocivas como el colesterol y triglicéridos en las grasas saturadas, cargadas de toxinas (ej.: purinas, ptomainas, cadaverinas, etc.), el hígado no puede limpiarlas completamente y el ácido úrico de la dieta que pasa a la sangre que a través del metabolismo produce la enfermedad de la gota. También producen problemas en las articulaciones, convirtiendo a las personas en dependientes de medicamentos analgésicos y anti inflamatorios.

Hay más de 100 estudios que relacionan el consumo de carne con aparición de tumores, demostrando su relación con principalmente el cáncer de colon y el cáncer del intestino grueso. Le sigue el cáncer de estómago, de próstata y de mamas.

Un dato interesante es que Argentina y Uruguay son 2 países que están en lo más alto de la lista de mayor consumo de carne vacuna del mundo. Al mismo tiempo, cuentan con el más elevado índice de cáncer de mama y de intestino del planeta. Existen varias sustancias de la carne que favorecen el crecimiento de tumores; un ejemplo es que el hierro de la carne en la hemoglobina forma radicales libres, los cuales perjudican el ADN del individuo. Ni hablar de las mutaciones genéticas que surgen a partir de asar (parrilla / barbacoa) o freír la carne.

También está estrechamente relacionado con la disfunción eréctil en los hombres (no es casual el aumento en el consumo de pastillas vasodilatadoras como el viagra, hasta en los más jóvenes) y con una influencia negativa en la memoria, aumentando el riesgo de contraer la enfermedad del Alzheimer.

Podemos llegar a la conclusión que la afirmación médica de que el consumo de carne es sinónimo a fuerza vital ha perdido su validez y por el contrario, resulta totalmente absurda y contradictoria.

Las dietas que se basan en una ingesta de alimentos vegetales benefician la salud, y por el contrario las dietas que se basan en una ingesta de alimentos de origen animal dañan y destruyen nuestra vitalidad. No es nueva la noticia de las ventajas que tiene la alimentación vegetariana y ya mucha gente lo conoce. Casi no hay personas vegetarianas con exceso de peso, niveles elevados de colesterol, presión sanguínea alta, diabetes, tumores, etc.; en definitiva, su estado es muy saludable.

Desde los antiguos primates y durante toda la evolución (más de 45 millones de años) del género humano (Homo) fuimos frugívoros, comiendo frutas, hojas, cortezas, raíces, flores, frutos secos, y los científicos están muy de acuerdo en esto. Nuestra anatomía y fisiología, o sea, nuestro metabolismo fue estructurado en el desarrollo de todo este tiempo.

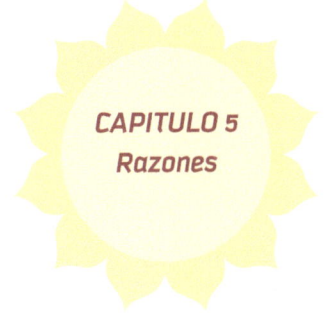

CAPITULO 5
Razones

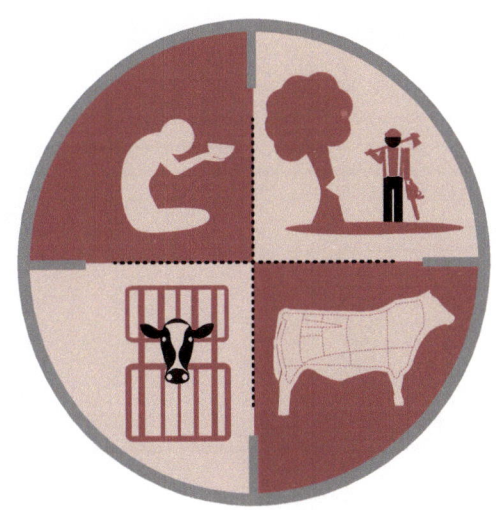

Razones

La gente me consulta constantemente el motivo o cuales fueron las razones que me llevaron hacia la transición al vegetarianismo. Mi respuesta en primera instancia es por salud (tanto mía como del planeta). Ya vimos que en cuestión de salud, una dieta basada en alimentos naturales vegetales es la mejor opción fisiológica. Sin embargo, hay muchas personas que abordan las razones de la transición desde otros puntos de vista. Veamos cuales son.

Desnutrición en el mundo

El consumo de carne al año es de 250.000.000 (doscientos cincuenta millones) de toneladas en todo el mundo. Por estadística, para el año 2050 este número llegaría a duplicarse, ya que la población mundial sigue en aumento. Sin embargo, si queremos encontrar la solución a la problemática de la alimentación mundial, el consumo de carne no es viable y es inadecuado para alimentar la creciente población mundial. Es una regla muy simple ya explicada por el gran maestro **Masanobu Fukuoka** (agricultor, biólogo y filósofo japonés), la cual se basa en cálculos energéticos. Si aumenta la demanda de carne animal, aumenta la demanda de cereales para poder alimentarlos (cuando en verdad su alimentación natural está basada en pasto y vegetales). Por lo tanto, cuando el cereal se transforma en carne, esta transformación no se hace de manera eficiente y conllevan grandes pérdidas energéticas: 30 calorías de alimento vegetal son necesarias para producir una caloría en forma de carne.

¿Qué pasaría si en vez de realizar esta pérdida, alimentando con cereal al animal para que luego sea alimento del ser humano, consumiéramos directamente el cereal? En otras palabras, ¿Qué pasa si vamos directamente a la fuente? Con este método, se podrían alimentar a 10 personas en vez de 1 y se combatiría efectivamente el hambre en el mundo.

Los precios del mercado aumentan exponencialmente a medida que se incrementa el consumo de carne y que solo un pequeño porcentaje elitista tiene acceso al consumo, despojando a la gente de bajos recursos del abastecimiento suficiente de alimentos. Es paradójico saber que en países como Argentina o Brasil, en donde supuestamente se lucha contra el altísimo índice de pobreza, sean éstos los principales países exportadores de cereales a Europa para que puedan alimentar a los animales allí. Con el simple hecho de proporcionar una pequeña parte de estos cereales al consumo de la gente de bajos recursos, se erradicaría el hambre con facilidad. El grano que se usa para alimentar al ganado mundial, puede alimentar a 8.700.000.000 (ocho punto 7 billones) de personas. Estos datos no interesan es lo más mínimo al gobierno de turno.

"La agricultura mundial podría dar de comer sin problemas a 12.000.000.000 (12 mil millones de personas). Un niño que hoy en día muere de hambre, muere asesinado" **Jean Zieger**, ex relator especial de la ONU para el derecho de la alimentación.

El medio ambiente

¿Quién no escuchó hablar de los gases del efecto invernadero, su relación con la producción ganadera masiva y como afecta sobre el medio ambiente? La aniquilación de la biodiversidad de la cual somos parte, el gasto absurdo de agua (que escasea en muchos países) y las emisiones tóxicas que impactan sobre el clima son puntos claves a tener en cuenta cuando hablamos del cuidado del planeta.

Hay que prestar atención a estos datos importantes. En conjunto, la producción ganadera emite 7.100.000.000 (siete mil cien millones) de toneladas de CO_2 (dióxido de carbono) anualmente a la atmosfera y esta cifra aumenta día a día. La contaminación de la ganadería es mucho mayor a la de todos los medios de transporte en el mundo juntos (motos, autos, camiones, camionetas, barcos, trenes, aviones, etc.). Combinado con la deforestación incesante que se lleva a cabo a todo momento (13 millones de hectáreas por año, 42 canchas de fútbol por minuto) para la plantación de cereales genéticamente modificados (maíz, soja) o bien para utilización como feedlot (sistema de engorde en confinamiento; concentración de ganado en corrales de alimentación), esta cifra se dispara y preocupa, no solo por estar contaminando el ambiente, sino también por estar eliminando el suministro de oxigeno del planeta, al talar y deforestar los árboles que llevan conviviendo en armonía con la biodiversidad por muchísimos años.

En segundo lugar tenemos al gas metano provenientes del estomago del animal, liberado en eructos y gases del mismo. Junto al último punto de contaminación, los ácidos nítricos (gases climáticos), completamos los 3 contaminantes ambientales que están destruyendo el planeta en este preciso momento. Estos últimos provienen de los residuos fecales de la ganadería programada, así como también el intenso empleo de abonos químicos, agro tóxicos y pesticidas.

Para producir un kilo de carne, gastamos hasta 20.000 (veinte mil) litros de agua, destruimos 50 m^2 de selva tropical y contaminamos el equivalente a 250 km. de un viaje en auto, todo esto para solo un kilo de carne. Multipliquemos esta cantidad por los kilos anuales de consumo por persona. Las subvenciones estatales a la producción de carne y el fomento de su consumo deben ser suspendidos inmediatamente según los protectores del clima, es más, la carne debería grabarse con un impuesto cárnico por el mal terrible e irreversible que desata contra el medio ambiente. Por fortuna, en algunos países ya se está contemplando esta posibilidad. Como vimos, la carne no es necesaria para la supervivencia y por ello se la puede clasificar como un agente estimulante (al igual que el tabaco o el alcohol). En el 2009, la FAO (organización mundial de la alimentación), exigió que se implemente un impuesto a la producción y el consumo de carne. De esta manera se tendrán que hacer responsables quienes realicen prácticas que perjudiquen al medio ambiente.

Si analizamos desde el año 1970 en adelante, cada década que pasó, fue más calurosa que la década anterior. Nos encontramos ante un panorama muy peligroso en el cual Gaia (nuestra madre tierra), que debería estar siendo cuidada, respetada y amada por todos los seres que lo habitan, está siendo aniquilada por el egoísmo de solo una especie (el ser humano) y su afán por la producción cárnica siendo la misma ineficiente para alimentar a la población mundial. Es algo que ya se ha demostrado y es necesario el cambio urgente. Si cualquier otro organismo vivo hiciera esto, un biólogo lo clasificaría como virus.

Manipulación y crianza

Cuando uno ve o asiste a la los establecimientos en donde miles de animales son confinados, se da cuenta de lo que realmente significa la ganadería intensiva, que no es más que tomar al animal no humano como un mero objeto (destituirlo de su naturaleza de ser viviente y sintiente), reproducirlo artificialmente, explotarlo, asesinarlo y distribuirlo con el único objetivo del aumento de ganancias basado en un sistema industrial-capitalista.

La rueda del sistema consiste en la inseminación artificial (violación: agresión de tipo sexual mediante el empleo de violencias físicas o psicológicas o mediante el uso de mecanismos que anulen el consentimiento de los ofendidos) del animal, para que tenga crías, que van a ser engordadas de manera antinatural para luego convertirlas en productos que serán comercializados como alimento.

Es realmente indescriptible lo que sucede dentro de estas instalaciones en términos de salud de los animales (no se puede poner en palabras, por lo tanto ni hago el intento), donde jamás se contempla la asistencia de un veterinario por cuestiones obvias de rentabilidad económica. La tasa de mortalidad es de un 10%, esto quiere decir que un 10% de los animales no sobrevive a la etapa de "engorde" y quedan tumbados en estado de putrefacción al lado de sus hermanos.

Matanza

Está claro que la matanza del animal, se encuentra muy lejana de la vista del consumidor, en donde el matarife asume el rol de asesino a sueldo. El consumidor tranquilamente compra las partes ya desmembradas del animal en el supermercado o carnicería, pero si los mataderos se abrieran realmente al público, la mayoría de la población dejaría de comer carne para siempre, porque lo que sucede allí dentro es simplemente indescriptible. Quien compra productos en los que se requiere la matanza de animales, no debería estar ajeno a los métodos que se utilizan antes de que el producto llegue a su plato. Pienso que es un derecho y una obligación del consumidor, ser consciente de las distintas etapas por las que pasa su alimento para luego elegir con total libertad el producto de consumo.

Ya que el ser humano tiende a reprimir, aunque comprende que lo que sucede allí dentro es una tortura, no se identifica con la culpabilidad del hecho de ser totalmente responsable de quitar varias vidas, y continúa en su rol de consumidor. Este es un mecanismo de auto-defensa que se activa automáticamente para no sentirse identificado con el acto de la matanza, su plena responsabilidad y sustento a este sistema de aniquilación. No hay manera posible de creer que la carne de un animal sea sana, luego de que haya experimentado la tortura. Acción es igual a reacción, y esa es una ley natural que la ciencia explica como la ley de causa y efecto.

Un estudio realizado, demuestra que hay una relación entre el consumo de carne y el miedo en donde el estado psíquico del ser humano es afectado por el consumo de carne. Se concluyó que la intranquilidad está directamente relacionado con el consumo de carne. Se observó en investigaciones que los pacientes que consumen gran cantidad de carne conviven con irritabilidad y agresividad.

"También matábamos terneras. Siempre era lo último que se hacía. Entonces vi una lágrima en un ternero... y ya no pude más. Al salir le entregué a mi jefe las herramientas y le pedí que me hiciese la cuenta, los papeles. No pude seguir haciéndolo" **Hubert Liebertz** - Matarife que trabajó durante varios años en un matadero

La gente quiere pensar que la carne que compra, pertenece a un animal que fue asesinado sin dolor, pero realmente no quieren saberlo. A modo breve y sin entrar en detalles, voy a describir los procesos por los que es sometido nuestro reino hermano minuto a minuto solo para satisfacer nuestro ego y paladar por pocos segundos.

"La pregunta no es, ¿Pueden razonar? ni ¿Pueden hablar?, sino, ¿Pueden sufrir?"

- **Jeremy Bentham** (Filósofo)

El sistema de la industria

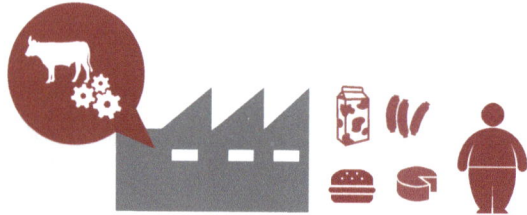

Vacas y Toros

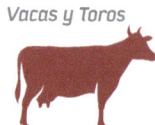

El proceso consiste en la marcación con hierro a altas temperaturas en la cara o en el cuerpo, descorne con grandes pinzas y sin anestesia, transporte amontonado creando estrés , confinamiento en espacio reducido, movilización a casillas de noqueo en donde mediante una pistola de aire comprimido (pistola de émbolo cautivo) se le dispara un perno de acero directo al cerebro para que queden inconscientes. Dentro de los varios métodos de matanza existe el degolle, en donde la sangre también será utilizada para su comercialización. El animal en este punto sigue consiente, a pesar del disparo en su cabeza.

"La ganadería industrial se caracteriza por un modus operandi en el que los animales son considerados no como seres sensibles sino como unidades de producción a las que se exige rendir los máximos beneficios respecto a los aportes" **Dr. Jacky Turner**: Ganadería Industrial y Medio Ambiente

✳ En el método de matanza Kosher (requerimiento mínimo de sufrimiento) se cometen varios actos de violación que van en contra de lo que este método promulga:

✳ Utilización de aguijones eléctricos en animales inmovilizados.

✳ La vaca asustada es invertida para la conveniencia del matarife. Lo que hace el proceso de inversión (la vaca boca arriba) es que al ser degollada, aspire o respire su propia sangre.

✳ Se le arrancan la tráquea y el esófago desde la garganta. Esto significa otra violación, ya que los animales Kosher, no deben ser tocados hasta que dejen de sangrar.

✳ Se lo encadena desde las patas y se los transporta con su tráquea colgando.

Este "método sagrado" de ninguna manera representa un acto compasivo con el animal. Y agrego: ¿Acaso podemos hablar de compasión cuando se involucra la matanza de un ser sintiente?

"Si los mataderos tuvieran paredes de cristal, todo el mundo sería vegetariano" **Paul Mc Cartney**.

Terneros

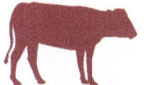

Los terneros son los pequeños hijos recién nacidos de la vaca. Lo que sucede con ellos en la industria de la ganadería intensiva es un hecho realmente triste. Se los separa inmediatamente o a los 2 días de nacer de sus madres. Son enviados a establos en donde son atados de patas y cuello, inmovilizados y alimentados solamente con líquidos sin aporte de hierro para que no se les desarrollen los músculos y les cause anemia. No tiene lugar para dormir, ni luz. Después de 4 meses de vivir en estas condiciones, son asesinados para el consumo de su "carne de ternera".

"Si se han dado un banquete, por más escrupulosamente oculto que este el matadero a una distancia de kilómetros, hay complicidad" **Emerson**.

Porcinos

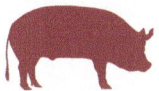

La inseminación artificial es constante en las cerdas de granjas industriales, transformándolas en maquinas de reproducción que sostiene toda la rueda del sistema que nunca descansa. Las condiciones de estas fábricas son deplorables, induciendo a altos grados de enfermedades entre los cerdos, causando heridas de todo tipo por en confinamiento. Los cerdos se vuelven caníbales por el grado de estrés y el poco espacio para moverse libremente, mordiendo y comiéndose unos a los otros. Para evitar que se coman sus rabos o colas, se las corta a edad temprana sin anestesia. Lo mismo se realiza con las orejas, los dientes, y castración (se supone que producen más cantidad de grasa en su carne), siempre sin anestesia. También se utilizan aguijones eléctricos para su control. Los métodos de matanza consisten en electrocutar, degollar y luego se pasan por agua hirviendo y fuego para eliminar sus pelos, muchos todavía siguen luchando por su vida cuando esto sucede y terminan ahogados boca abajo.

Aves

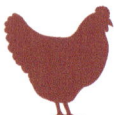

Hoy en día en los Estados Unidos se está consumiendo la misma cantidad de pollo que la que se consumía en todo el año entero en 1930. Por semana, 8.5 millones es en el cálculo normal de aves que se matan en las fabricas más grandes del mundo. El proceso consiste en despicar las aves con una maquina de elevada temperatura, ya que el amontonamiento les genera estrés, picoteándose y comiéndose entre sí causando heridas graves. Se pueden amontonar hasta 90.000 (noventa mil) aves en una sola instalación, en donde igualmente se picotean unos a otros. En el transporte, muchos sufren heridas se asfixian y mueren. Aquí también el método de matanza difiere, siendo el más utilizado el colgar por las patas boca abajo y el consiguiente degollamiento, hasta que se desangren. Los pollitos machos son descartados y triturados para ser vendidos a las empresas de comidas para mascotas, ya que los pollitos machos no "sirven" en cuestiones económicas rentables.

Todo este sistema se basa en el interés de la negación, para que no veamos lo que pasa allí dentro, ni siquiera si quisiéramos. Y aunque pudiéramos ver, ¿Quién estaría dispuesto a hacerlo?

Vida acuática

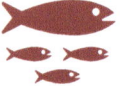

Los peces y todos los seres del mundo acuático, sufren al igual que nosotros, los seres humanos. Si miramos todo lo que se tira al océano, incluyendo desechos de las industrias petroleras, nucleares y químicas podemos darnos cuenta que comer pescados o mariscos no representa hoy en día una opción saludable. Para las compañías (y las personas) inconscientes el océano siempre sirvió como lugar conveniente para tirar todo lo que no se quiere tener en la superficie y ahora se encuentran totalmente contaminados, sobre todo con mercurio.

La Pesca

La pesca comercial está literalmente vaciando los océanos. Hoy en día se utilizan equipos electrónicos que muestran claramente cuál es la mejor zona para la pesca, sumado a los enormes pesqueros que arrastran redes de tamaños incalculables, están vaciando nuestros océanos a un paso escalofriante. El agotamiento de la vida marítima y la velocidad con la que sucede es preocupante.

Se están propagando una serie de enfermedades mortales en el agua, a causa de la contaminación y los desechos de los residuos fecales de las industrias de la matanza de cerdos. La **Pfiesteria** se destaca como uno de los peores brotes de microorganismo virulento en el océano, que tiene un riesgo biológico de nivel 3. A modo de comparación citamos a la ébola que es de nivel 4 y el SIDA que es de nivel 2, así que podemos imaginarnos la situación en que nos encontramos al alimentarnos de la vida marítima. El consumo masivo de cerdo es el principal causante de este virus letal.

Ballenas

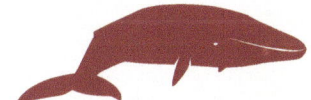

La comisión ballenera internacional prohibió la caza comercial de ballenas en 1985, que hoy en día se sigue realizando. A muchos países no les interesa esta resolución y continúan cazando ballenas. Arpones, armas de fuego y explosivos son utilizados para su cruel caza.

Delfines

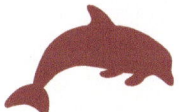

Japón es la cuna de atrocidades cometidas ante nuestros hermanos los delfines considerados uno de los animales más inteligentes del planeta. En este país, se realiza la gran masacre de miles de delfines que son recluidos y matados brutalmente. El proceso consiste en la desorientación mediante martillazos debajo del agua. Confinamiento entre redes, que crea pánico entre ellos. Los pescadores lastiman con cuchillos a algunos delfines, lo que produce que los miembros de la familia no los abandonen ya que esta es regla principal entre ellos. Son retirados del agua, separado las madres de las crías y llevados a su muerte. Estos seres solo tienen amor e inocencia y merecen todo nuestro respeto. Son desgarrados con machetes y abandonados a asfixiarse lentamente. La carne de delfín luego es vendida en supermercados y restaurants.

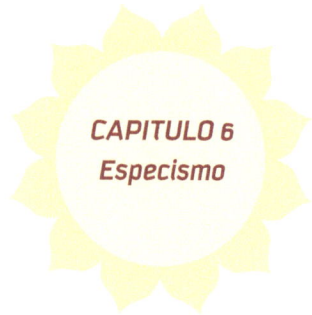

CAPITULO 6
Especismo

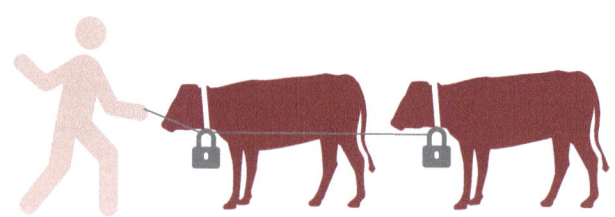

Especismo

Se denomina por **especismo** a la discriminación moral de una especie animal sobre la otra. En nuestro caso, favorecemos los intereses de nuestra propia especie (Homo Sapiens) por sobre los intereses de las otras especies animales. Esta discriminación es análoga con el racismo y sexismo.

Racismo: No se tiene en cuenta el principio de igualdad y se le da un valor superior a los intereses de los miembros de su propia raza.

Esclavitud negro-africana (Siglo XVII): Fuerte ideología racista. La raza negra era considerada una raza de seres inferiores, asimilados frecuentemente a animales no humanos, sin tan siquiera poder ser considerados sujetos de derecho y por lo tanto considerados, jurídicamente, como cosas (objetos). Aunque especialmente, el debate estaba en si los individuos de raza negra tenían un alma humana o no.

Ku Klux Klan (1865 - 1940): Promovieron principalmente la xenofobia, así como la supremacía de la raza blanca, homofobia, el antisemitismo, racismo, anti-comunismo y el anti-catolicismo. Con frecuencia, estas organizaciones han recurrido al terrorismo, la violencia y actos intimidatorios.

Sexismo (1920 - actualidad): Se favorecen los intereses de su propio sexo, violando el principio de igualdad. El sexismo es asociado con argumentos sobre la supremacía de género.

Nazismo (1930 - 1945): Se centró en la represión contra un amplio espectro de ciudadanos: judíos (definidos como enemigos de la nación), comunistas, testigos de Jehová, homosexuales y todo aquello que se opusiera a la estrecha definición nazi de la "nación", considerados como seres inferiores, no arios.

Fue **Theodoro Adorno**, un filósofo judío alemán, exiliado por los nazis quien dijo:

"Auschwitz comienza siempre que alguien mira un matadero y piensa: Son sólo animales. El camino al holocausto judío fue labrado gracias a nuestro tratamiento hacia los animales."

Los nazis no tuvieron ningún remordimiento o cuestionamiento moral ante la "solución final" aplicada sobre los judíos, simplemente porque para los nazis, los judíos eran animales no humanos (en muchos casos se referían a los judíos como algo menos que un animal).

"En su comportamiento para con los animales, todos los hombres son nazis. La

vanidad con la que el hombre puede hacer con otras especies lo que le plazca, ejemplifica las teorías racistas más extremas, el principio de que el poder tiene razón"

Isaac Bashevis Singer (Ganador del premio Novel en su novela "Enemigos, una Historia de Amor")

La domesticación, la difamación, la genética, la matanza masificada y la experimentación, son algunas de las similitudes entre el holocausto judío y el holocausto animal que se lleva a cabo a cada segundo. Si el trato hacia los animales por parte del hombre no fuera tiránico muchas de estas formas de violencia no existirían.

Es sorprendente la reacción de las personas cuando se compara el especismo con el nazismo y la aniquilación masiva de judíos. Si miramos detenida (y no tan detenidamente), en cada caso, el patrón es idéntico. Los humanos con "poder", explotan a los que carecen del mismo.

Los deseos de ser: libres y evitar dolor, de comida y agua, de libertad de expresión, amistad y protección son compartidos por todos los animales (tanto humanos como no humanos) aunque todavía no lo hayamos comprendido. Debemos reconocer que somos seres psicológicamente iguales, y solamente cuando este reconocimiento resuene en nuestro interior, sabremos lo que nuestros hermanos animales merecen de nosotros y como deberíamos tratarlos.

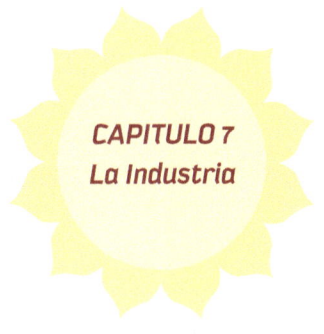

CAPITULO 7
La Industria

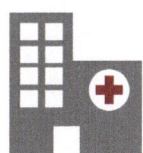

La Industria

Mentira e ilusión

Vivimos en una constante ilusión que fue creada a partir de hábitos y cultura, tomada por la industria del alimento, replanteada y manipulada con el solo objetivo de generar ganancias económicas en esta era capitalista.

El hábito de comer carne proviene de nuestra cultura, cualquiera que esta sea. Si una gran cantidad de personas dice una mentira, y esta mentira se pasa de generación en generación, entonces se convierte en cultura y en tradición. Uno pensará que solo por tener una tradición, ésta es moralmente aceptable o son acciones conscientes. La verdad es que no siempre las tradiciones son actos morales. Pensemos alguna tradición cultural que vemos ahora como inmoral o como actos totalmente inconscientes del ser humano. Por ejemplo la época de esclavitud, menos de 200 años atrás. En aquel momento se pensaba que lo que se hacía era algo normal y correcto, que no tenía nada de malo poseer, manipular y explotar a la raza negra (supuestamente inferior) para el beneficio de la raza blanca. O por ejemplo, la represión del sexo femenino; hasta hace no mucho la mujer no tenía ni voz ni voto en ninguna decisión, el sexo masculino dominaba y domesticaba a la mujer (si es que todavía no lo sigue haciendo para aplacar su gran potencial intuitivo) para su propio beneficio. Podemos darnos cuenta que las tradiciones y la cultura no siempre van de la mano de actos morales, consientes o respetables.

"La carne es una industria de matanza, a los animales, a nosotros y a nuestras economías. La industria se desmorona al dejar de consumir"

Lo mismo sucede con el consumo de carne como alimentación. Hasta hace no más de 100 años, el consumo de carne era solamente en pequeñas cantidades por arraigo cultural, pero no fue hasta la aparición de la revolución industrial, que el animal no humano se transformó en meramente un objeto que podía ser reproducido en cantidad, masacrado y separado en partes con gran rapidez, por consecuencia de la aparición de las fabricas y granjas industriales. Así es que el animal no humano comenzó a tener el mismo valor que un simple objeto, cosificándolo y destruyendo su esencia de ser viviente y sintiente.

¿Cuál es la diferencia entre un perro y una vaca?

Los dos tienen cuatro patas para caminar o correr, dos orejas para escuchar, dos ojos para ver, una nariz para oler, etc.

¿Por qué al perro lo vemos como mascota y a la vaca la vemos como alimento, si son dos seres con exactamente las mismas características, características

idénticas a la del ser humano?

Así lo vemos porque la industria pudo crear a través de un estratégico plan, una ilusión en nuestras mentes en la cual diferenciamos a una raza animal de la otra.

¿Cuál es la diferencia entre un gato y un cerdo?

La diferencia no existe, solo en nuestras mentes.

¿Por qué vemos en los supermercados o bien en las carnicerías una imagen de una vaca que camina y pastea felizmente por el campo? ¿Realmente creemos que esto es así, que las vacas viven felizmente y mueren sin sufrimiento, o esto es algo que nos hace creer la industria e instaura esta ilusión en nuestras mentes para que estemos libres de culpas?

Mientras la realidad es muy distinta, las vacas son confinadas en establos de espacio reducido, maltratadas, explotadas, asesinadas, quitándoles su primordial derecho a vivir su vida de forma libre, ese mismo derecho que tenemos todos los seres humanos y no humanos.

Supongamos que tenemos mucho apetito. Si tomamos una fruta, digamos una frutilla, ¿Qué es lo que vemos?

Claro, vemos una frutilla. Es posible que al verla comencemos a salivar, ya que tenemos mucho apetito y nuestra mente, al reconocer que es una frutilla, se comienza a preparar para ingerirla y a producir las enzimas necesarias para digerirla. ¿Qué pasa si ponemos la frutilla bajo nuestra nariz? Evidentemente olemos el aroma dulce de la frutilla, y si la cortamos a la mitad, el olor aumenta y nuestra boca comienza a generar más saliva, en este punto tenemos unas ganas irresistibles de comer la frutilla.

Ahora ¿Qué pasa si teniendo mucho apetito ingresa un cerdo en donde estemos? Sucede que es un cerdo, podemos pensar: que lindo cerdo o que feo cerdo, pero nuestra boca no comienza a salivar, ya que nuestra mente no asocia al cerdo vivo con alimento. ¿Qué pasaría si tomamos el cerdo y lo ponemos debajo de nuestra nariz?

Evidentemente olemos a un cerdo. Entonces tomamos un cuchillo afilado (quien se anime a hacerlo), sacrificamos al cerdo cortándolo por la mitad y lo ponemos debajo de nuestra nariz. ¿Qué olemos? Olemos sangre, olemos putrefacción, un cadáver en descomposición. En ningún momento nuestra boca libera la saliva y en ningún momento nuestra mente nos dice que irresistiblemente le demos un mordisco al cerdo para saciar nuestro apetito. Lo mismo sucede con cualquier animal, o en el caso anterior, con cualquier fruta.

¿Qué nos demuestra esta prueba?

Nos expresa claramente que nuestro alimento no es el animal, ni su carne, sino que nuestro alimento se encuentra en el reino frutal y vegetal. Continuamos consumiendo animales solo porque la industria, su ilusión y la tradición están tan arraigadas dentro nuestro, que nos resulta muy difícil despojarnos de ellas.

¿Qué sucede cuando ponemos a un pequeño niño enfrente de distintos animales no humanos: un gato, un cerdo, una perro, una vaca y una gallina?

El pequeño intenta jugar con todos los animales, sin discriminación alguna; ¿o deberíamos decirle: juega con el perro y con el gato, pero no juegues con el cerdo, la vaca y la gallina, porque ellos son comida? El niño ve a todos por igual, quiere a todos por igual, porque no tiene instaurada la manipulación en su mente.

¿Por qué comemos vacas y no perros?

Nuevamente la respuesta es cultural. En otros lugares comerán perros y no vacas, o gatos y no ciervos o, sapos y no gallinas. Cada cultura tiene su tradición y sus ideologías. Tomemos por ejemplo la india, en donde la vaca es sagrada. ¿Por qué no comen vaca? Porque su tradición, que fue pasando de generación en generación, les dice que la vaca es sagrada; ¿No deberían serlo todos nuestros hermanos animales, sagrados y divinos?

Recuerdo varios años atrás, juntarme con mi familia los domingos a realizar la GRAN comilona. Al venir de familia italiana, es una tradición cultural la de juntarnos y preparar una excesiva cantidad de comida, de la cual deglutíamos todo lo que nuestros ojos veían. Entre las comidas típicas (pollo al horno o carré de cerdo), se encontraba una particular que era el conejo a la cazadora (conejo a la cacerola con ajo y especias). Después de convivir con Pelusa (el conejo con quien comparto experiencias), ¿Podría animarme siquiera a comer este conejo tranquilamente, sin sentir remordimiento o estar libre de conciencia? La verdad es que no, no podía hacerlo. Pelusa tiene sentimientos, emociones, es un ser sagrado, que merece mi respeto, al igual que todos los conejos, vacas, cerdos, gallinas, peces y demás animales que existen. No pude seguir haciéndolo y allí fue cuando comenzó a encenderse la llama mágica de la transición.

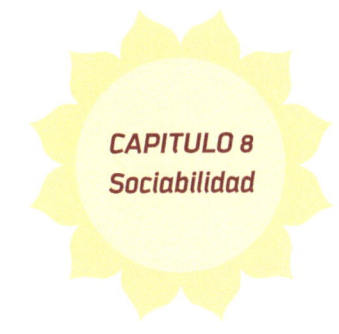

CAPITULO 8
Sociabilidad

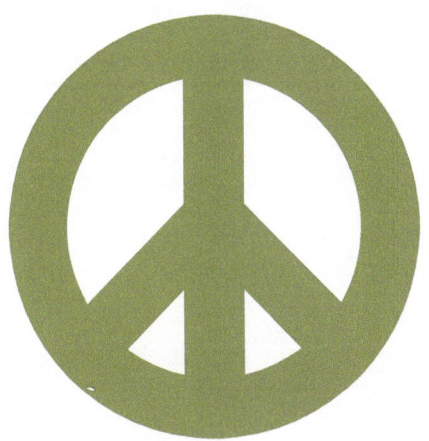

Capítulo 8
Sociabilidad

Seres queridos, familiares y amigos

Es una preocupación y un tema de alta importancia para quienes recién se inician en el cambio o la transición, la cuestión social y más si se vive en países en donde la palabra asado es sinónimo de rito intocable entre amigos y familia. Todos tenemos familiares, amigos, seres queridos, un entorno social al que no queremos (ni debemos) renunciar por realizar un cambio en nuestra alimentación.

Por suerte, hoy en día, la decisión de un cambio a una alimentación vegetariana, no representa lo mismo que hace varios años atrás. La gente no lo ve como algo exótico, reconoce y hasta avala los beneficios en esta dieta.

Desde mi experiencia, he pasado por varias fases en relación a la parte social, desde compartir asados con mis amigos, llevando mis propios vegetales, pasando por momentos en donde decidía no reunirme ante famoso asado, por estar totalmente en desacuerdo con el ritual, hasta decidiendo comer en mi casa y luego juntarme, una vez que hayan terminado con el ritual; en fin, las opciones son variadas y cada uno sabrá en su interior cual es la que mejor se adapte al momento y la situación.

Expongo algunos puntos a tener en cuenta:

✳ No pretendas cambiar a los otros, sin antes haber cambiado tu mismo.

✳ Si alguien consulta acerca de los motivos de tu decisión y realmente notas un interés genuino en informarse, puedes ofrecerle mandarle material de lectura o información, pero siempre luego de las reuniones.

✳ Es mejor reírse de uno mismo y pasar un buen momento, antes que tomarlo personal y pasar un mal momento. En definitiva, las reuniones sociales son situaciones de placer y alegría.

✳ No profetizar sobre el vegetarianismo en las reuniones, ya que la gente tiene un arraigo muy fuerte con su alimentación, lo tomará personal y sentirá la necesidad de defender su postura.

✳ Muchos preguntarán el porqué de la decisión, no para informarse, sino solo para crear el choque. A estas personas solo puedes devolverle una sonrisa y darles la razón. Evitar la tensión, es evitar energía negativa.

✳ Llevar todo tipo de verduras para la parrilla, para uno y para compartir.

✳ No aislarse, ni aislar a los demás del proceso de salud, ellos forman parte de la misma.

En la medida que se genere conciencia y la gente vea que uno lo hace con pasión y sobre todo con salud, comenzarán a respetar las decisiones si es que no lo hacen desde un principio.

En el núcleo familiar, lo que mejor me ha resultado es informar acerca de la nutrición y alimentación saludable, sus beneficios y los procesos de cambio, de ahí en más, cada uno elegirá su destino. Siempre en la familia, la tarea resulta más difícil que con otras personas, aunque si se realiza con amor y mucha información, el resultado siempre es positivo. Cocinar recetas sabrosas y compartir, es un acto de paz y unidad.

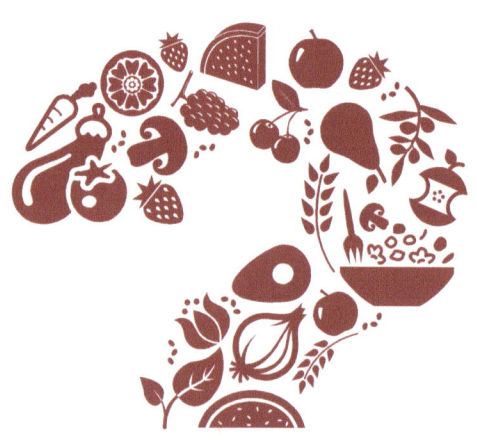

Pregutas y afirmaciones frecuentes

Preguntas y afirmaciones frecuentes

Las plantas también sienten!

No necesitamos estudios extensos para saber que la vegetación siente, las plantas son energía, al igual que nosotros. El punto radica en si las plantas sienten dolor, placer, ansiedad, o alegría como nosotros los seres sintientes del reino animal. Los vegetales sienten estímulos, que no es lo mismo a tener sentimientos. Coincidimos entonces en que son seres vivientes, no así seres sintientes. Si caminamos por el pasto o quemamos unas ramas, no sentimos sus gritos, aullidos, ni observamos su rápida huida. ¿Alguna vez se vio a una planta llorar o acaso a una planta correr por experimentar el miedo? El reino vegetal existe en sintonía con el universo y con los otros reinos, somos uno para el otro, nos beneficiamos en un ciclo de sinergia entre todos y nos encontramos en este plano para realizar una transmutación de la materia. Pensemos en la capacidad que tiene una planta de seguir creciendo cuando es podada, o sea, cuando se le recorta una rama. Al no poseer un sistema nervioso central, ni cerebro, la planta no siente dolor, no corre, ni se sumerge en lágrimas, sino que tiene la capacidad de regenerar y continuar con su crecimiento. Ahora, ¿Qué pasa si cortamos un brazo de un ser humano o una extremidad de un animal? El mismo llora, grita, siente mucho dolor, se desangra, y definitivamente, no le crece otro brazo o extremidad; sería fantástico que sucediera, pero la realidad es que no pasa. Esto podemos experimentarlo por nosotros mismos: podemos comparar el cosechar un tomate, o una planta de espinacas por un lado, y por el otro ir a un matadero de animales. De esta manera sabremos quien sufre, y quién no. Como conclusión aparte, pensemos que el animal en su vida hasta llegar al matadero consume grandes cantidades de plantas, de esta forma, quien consuma carne no está exento del supuesto *"holocausto vegetal"*.

El león te comería si pudiera, ¿él es también un asesino?

El león es carnívoro por naturaleza, como nosotros somos seres frugívoros por naturaleza. En su condición de carnívoro, su instinto y fisiología dicta que debe alimentarse de carne. La nutrición del león se basa en el consumo de carne y jamás se podría considerar al león como un asesino, así como nuestra alimentación se basa en las frutas y vegetales, no se nos podría jamás considerar asesinos de los mismos. El animal carnívoro mata por necesidad, el ser humano mata por codicia.

Comer carne esta en nuestro instinto!

Podemos recurrir a un fácil y rápido recurso para esta afirmación, al que llamo "la prueba del instinto". Se trata de poner a un niño de 4 años al cual no se le haya dado de comer nada por 1 día en un cuarto con un conejo (o gallina o el animal no humano que se desee) y una manzana al lado. Si el niño se come al conejo y juega con la manzana, entonces nuestro instinto es comer animales, en cambio si se come la manzana y juega con el conejo, el instinto es comer frutas y convivir felizmente con los animales. Es fácil de realizar, solo se necesita un hermano, un primo, un hijo o un sobrino para la prueba.

¿Acaso alguna vez experimentaron la matanza de un animal a sangre fría para comerlo?

Pienso que si habría que hacerlo, todos serían vegetarianos. Pocos podrían y estas pocas personas, al hacerlo, sentirían gran angustia en su alma, perdiendo parte de su esencia de ser. Propongo a modo de prueba que eviten comprar carne en el supermercado o carnicería y se dispongan en campo abierto a cazar, aniquilar y mutilar a "su presa" sin utilización de armas (armas de fuego, cuchillos, etc.) y sin utilización del fuego para cocinar. Si está en nuestro instinto, con el uso de nuestras manos y nuestra boca, nos bastaría para poder hacerlo. No olvidemos de comerlo en crudo, ya que ningún animal cocina a su presa (a excepción del ser humano).

Entonces ¿Por qué los seres humanos comen carne?

Se trató de una etapa de crisis glaciar, en donde predominó la escasez de alimentos. El ser humano para sobrevivir se vio obligado, por instinto de supervivencia, a cazar y a adaptarse a una existencia de recolector-cazador. Una vez superado el período de escasez, no es necesario continuar con ese régimen que daña nuestra salud y la salud del planeta.

Si somos recolectores frugívoros, entonces ¿Por qué podemos comer carne y digerirla correctamente?

No podemos digerirla correctamente. La carne ingerida puede llegar a permanecer dentro de nuestro organismo entre 48 a 72 horas (y mucho más) en proceso de digestión, fermentación y putrefacción, dañando y acidificando nuestro organismo y sin que nos demos cuenta. La fruta bien masticada se digiere entre 30 minutos y 1 hora sin el terrible gasto energético que conlleva la digestión de la carne animal.

¿Ser vegetariano significa renunciar a comidas ricas que me gustan?

Para nada! Hoy en día el mercado de los productos sin carne no para de crecer. Toda clase de carne que se acostumbra a consumir, puede ser fácilmente reemplazable de forma saludable y con opciones vegetales.

Hago mucho deporte, ¿Voy a tener fuerzas para realizar mis actividades?

Ya sea que nos guste correr, nadar, hacer ejercicio, participar en maratones, triatlones, levantar pesas, el boxeo, el ciclismo o cualquier otra actividad, vamos a poder realizarla con total normalidad. Hay miles de deportistas vegetarianos que veremos a continuación testificando que la dieta vegetariana les proporcionó mayor vitalidad, más concentración y aumento del rendimiento. Al sanar el organismo con alimentos naturales, el mismo trabajará más eficientemente tanto mental como físicamente resultando en un incremento de energía. El deporte y ejercicio cotidiano, representa uno de los pilares para sustentar una vida saludable.

¿Cuántos vegetarianos hay en el mundo?

El difícil calcular, aunque se estima que hay más de 600.000.000 (seiscientos millones) de vegetarianos que habitan el planeta. En la siguiente tabla, podremos ver algunos de los más reconocidos.

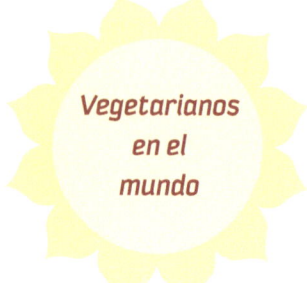

Vegetarianos
en el
mundo

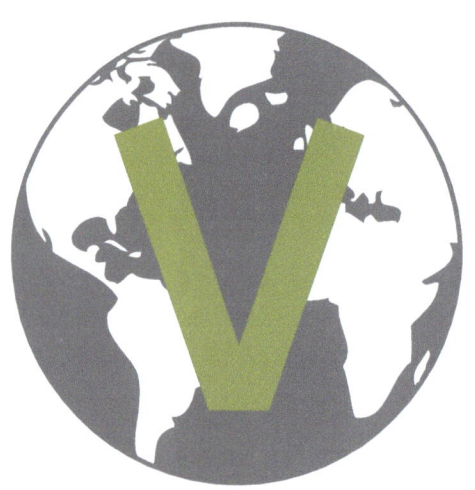

Vegetarianos en el mundo

Músicos vegetarianos:

* Jimmy Page

* Ricardo Mollo

* Paul Mc Cartney

* Bryan Adams
  (Black Sabbath)

* Geezer Butler

* John Lennon

* Brian May

* Eddie Vedder

* Bob Marley

* Steve Vai

* David Bowie

* Joss Stone

* Ringo Starr

* B.B. King

* Tom Morello

* Joey Ramone

* Prince

* Alanis Morissette

* Pink

* Chris Martin

* Billy Idol

* Morrissey

* Elvis Costello

* George Harrison

* Kurt Cobain

* Todos los integrantes
  de Depeche Mode

* Avril Lavinge

* Mick Jagger

* Todos los integrantes
  de Rage Against
  the Machine

* Tina Turner

* Shania Twain

* Moby

* Sidnead O'Connor

* Sting

* Cher

* Phil Collen

* Michael Jackson

Actores vegetarianos:

- Natalie Portman
- Kate Winslet
- Michael Clarke Duncan
- Kim Basinguer
- Susan Sarandon
- Drew Barrymore
- Eduard Norton
- Samuel Jackson
- Brad Pitt
- Kate Winslet
- Steven Seagal
- Russell Brand
- Woody Harrelson
- Jamie Lee Curtis

- Elijah Wood
- Uma Thurman
- Clint Eastwood
- Alicia Sylverston
- Christian Bale
- Pamela Anderson
- Richard Gere
- Michael Fox
- Cameron Diaz
- Leonardo Di Caprio
- Peter Sellers
- Steve Martin
- Demi Moore
- Tobey Maguire
- Dustin Hoffman

- Orlando Bloom
- David Duchovny
- Penélope Cruz
- Pierce Brosnan

Deportistas:

- Mike Tyson
- Venus y Selena Williams
- Carl Lewis
- Martina Navratilova
- Fiona Oakes
- Fauja Singh
- Marco Olmo
- Andreas Cahling
- Anthony Peeler
- Scott Jurek

- ✳ Jack LaLanne
- ✳ Ridgely Abele
- ✳ Edwin Moses
- ✳ Dorina Vaccaroni
- ✳ Bill Pearl
- ✳ Desmond Howard
- ✳ Dave Scott
- ✳ Murray Rosa
- ✳ Al Oerter

Filósofos, escritores:

- ✳ Abraham Lincoln
- ✳ Ralph Waldo Emerson
- ✳ Rousseau
- ✳ Albert Einstein
- ✳ Leonardo Da Vinci
- ✳ Sócrates
- ✳ Franz Kafka
- ✳ Pitágoras

- ✳ Mahatma Gandhi
- ✳ Isaac Newton
- ✳ Benjamin Franklin
- ✳ Buda
- ✳ Charles Darwin
- ✳ Diógenes
- ✳ George Bernard Shaw
- ✳ H. G. Wells
- ✳ Jiddu Krishnamurti
- ✳ Martin Luther King
- ✳ Nicola Tesla
- ✳ Nietzsche
- ✳ Platón
- ✳ León Tolstoy
- ✳ Voltaire
- ✳ William Blake

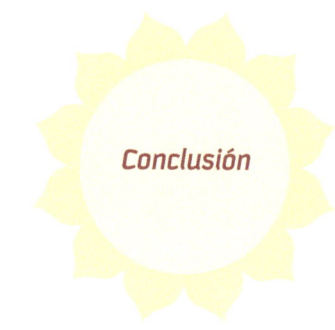

Conclusión

Conclusión

La pregunta de la gente generalmente coincide en el porqué; ¿Porqué mi decisión de transición al vegetarianismo? Como comenté anteriormente, el motivo principal (y siento que este motivo es primordial para todo aquel que se encuentra en la búsqueda) es por salud. La salud de mi cuerpo es un aspecto de la vida que no estoy dispuesto a delegar a la manipulación de la industria alimenticia o al "hábito cultural". El cuidado del mismo, resultará en una buena calidad de vida, la cual voy a poder disfrutar en todo momento, sin experimentar la enfermedad y sin ser cómplice de ninguna matanza animal.

Si sumamos todo lo expuesto en este libro, la salud del individuo, más la salud del planeta, ayudando y combatiendo el hambre en el mundo y evitando la polución hacia nuestra madre tierra, el uso injustificado de millones de litros de agua que se desperdician por día (siendo el agua un recurso fundamental para la vida, que se encuentra ya es estos momentos en peligro de escases), el uso injustificado de derivados del petróleo como agroquímicos, pesticidas y agro tóxicos (que envenenan nuestros alimentos naturales y nuestra tierra), evitando la destrucción y deforestación de nuestros árboles más antiguos, pulmones de nuestra tierra, evitando la polución de los desechos de los animales que envenenan el ambiente, las napas acuíferas, más el respeto y el amor que se merecen nuestros hermanos del reino animal, más... más... por esto y por mucho más es que decido la transición al vegetarianismo. Si coinciden el alguna o varias razones de las mencionadas (cualquiera que esta sea), constituye un excelente punto de partida para tomar la decisión hacia la libertad, la sanación y la plenitud energética en el plano físico, mental y espiritual.

De la misma manera en que el ser humano ha logrado exitosamente la confinación, manipulación, alimentación, segregación y degradación de la salud, hasta la muerte de nuestros hermanos animales, el mismo éxito logró el sistema capitalista y la industria alimenticia con los seres humanos, sin siquiera darnos cuenta. Tan exacto es el diseño, planeamiento y manipulación de la industria del "alimento" conjunto a las instituciones médicas y por supuesto el sistema político-social que no somos capaces de discernir lo que se nos presenta frente a nuestras narices. El mismo empleo de alimentación en la ganadería intensiva, en donde la industria ganadera da de comer los animales, alimento que no está diseñado para su organismo natural, llevándolo al "engorde", a la enfermedad y a su consiguiente muerte; esta misma técnica emplea la industria alimenticia en nosotros, los seres humanos.

Los alimentos diseñados por esta industria, comidas procesadas, alimentos refinados, con exceso de azucares y grasas, fritos, añadidos sintéticos, aditivos, conservantes, colorantes, en fin, todo alimento industrializado, enlatado y empaquetado nos lleva a la enfermedad, que indefectiblemente debemos tratar con la medicina tradicional, la cual nos recetará cantidades inimaginables de medicamentos, analgésicos, antibióticos y demás drogas, que nos mantendrán en un estado de sedación y alteración de nuestro organismo, siendo altamente inefectivo contra la enfermedad y generando otros síntomas conocidos como efectos adversos. Lo peor de este sistema es que los mismos médicos, quienes (supuestamente) comenzaron su camino en pos de la salud de la población, para ayudar a mejorar sus vidas, no ignoran el manejo del sistema y están tan inmersos (hasta da miedo pensarlo) que no pueden siquiera hablar, no pueden advertir de la ineficiencia de todo el mecanismo, y si lo hacen, ellos mismos se quedarían sin posibilidad de trabajo, ya que sin enfermedad, no existirían clínicas, consultorios, ni hospitales.

En resumen, es un espiral vicioso, del cual la industria alimenticia, las grandes corporaciones, el gobierno de turno y la institución médica se ven altamente beneficiados por sus ganancias económicas, el dinero, el papel pintado.

Las únicas víctimas de este proceso, somos nosotros. Invertimos en "alimentos" sin vida estoqueados en supermercados, que supuestamente colaboran con la salud (o eso es lo que nos quiere hacer creer la industria mediante la publicidad y complicidad con otras instituciones) para alimentar al grupo familiar, los cuales enferman, recurren al hospital o al médico especialista si es que tenemos la fortuna de que nuestra obra social nos robe mensualmente cantidades inexplicables de dinero, para que nos receten drogas que además de empeorar nuestra salud, cuestan oro líquido. Todo este sistema está diseñado eficazmente para el beneficio de unos pocos y daño de muchos. Es hora de tomar las riendas y despertar!

Todo esto nos lleva a un alejamiento desnaturalizado de nuestro verdadero potencial sanador. La sabiduría interna que nos lleva a la curación y el restablecimiento de la salud como parte integral de nuestro ser para poder vivir una vida en armonía y felicidad.

Propongo revertir esta situación, comenzando por el auto-conocimiento, la conexión con uno mismo, con la capacidad de auto-sanación que llevamos dentro de manera natural. Todas nuestras costumbres con respecto a la comida existen a causa de un vacío espiritual que traemos de nuestros antepasados, desde el momento en que nos separamos de la conexión con la naturaleza. Adentrarnos en nosotros mismos es reconocer que esa naturaleza está latente dentro nuestro y que pide a gritos salir para liberarse.

Basándome en mis experiencias, las mejores prácticas para el auto-conocimiento y la auto-sanación incluyen prácticas como el yoga, la meditación, el estudio de la nutrición y alimentos saludables (de forma holística) que forman parte de nuestro organismo natural. En la medida en que estos conocimientos, junto con una actividad física diaria, el contacto con la naturaleza y respirar aire puro formen parte de nuestra vida cotidiana, naturalmente nuestra capacidad de sanarnos y nuestra energía vital florecerán en un armonioso despertar.

Espero desde lo más profundo de mi corazón haber ayudado e incentivado al cambio que se está gestando dentro de nuestro ser. Esta es solo la semilla que germinará hacia una nueva vida llena de amor, compasión y unidad con el Uni-Verso. Ayudemos a nuestro cuerpo, nuestra mente y alma a despertar, para luego poder sanar y vivir en plenitud.

Para más información sobre nutrición y salud, sígueme todos los días en:

Sitio Web: http://www.prakaya.com

Bibliografía

Rodríguez Bosio, Ariel. Salud Natural. Libro completo en: http://arcoirisuniversal.org/salud_natural.html

Dr. Graham, Douglas N. La Dieta 80-10-10. Más información en: http://foodnsport.com

Material Audio Visual:

Fulkerson, Lee. (2011). Forks Over Knives. Más información en: http://www.forksoverknives.com

Ciencia y Espíritu (2012/07/04). El Ovo Lacto Vegetarianismo José Luis Romero en II Congreso Alimentación Consciente.
Recuperado de: http://www.youtube.com/watch?v=T8oJfAaQT2s. Más información en: http://www.cienciayespiritu.com/

Wildman, James (2010/11/08). ARFF 101 Reasons to Go Vegan.
Recuperado de: https://vimeo.com/16606816. Versión en español: http://www.youtube.com/watch?v=jnUxM6-uKyk. Más información en: http://www.arff.org/

Dieneuezeit Tv (2013/05/15). Expediente CARNE - El consumo de carne, el cambio climático, la salud y el vegetarianismo.
Recuperado de: http://www.youtube.com/watch?v=q_g394guS-Y. Más información en: http://www.die-neue-zeit-tv.ch/

Monson, Shaun. (2005). Earthlings.
Más información en: http://earthlings.com/

The Wheeler Centre. (2012). Intelligence Squared: Animals Should Be Off the Menu.
Más información en: http://wheelercentre.com/videos/video/intelligence-squared-animals-should-be-off-the-menu/

⚹ ¿Qué encontrarás en este libro? ⚹

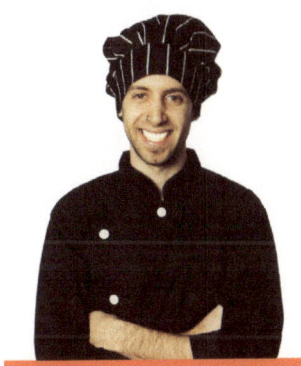

Salud y Libertad! es una guía inicial, en donde aquellas personas que se encuentren en la búsqueda de una vida plena, llena de armonía, amor y salud puedan encontrar respuestas a las preguntas más frecuentes acerca de la alimentación consiente en el ser humano. De la mano del Asesor y Re-educador Nutricional Holístico y Natural, Guido Diego Scaduto, indagaremos de manera concreta sobre nuestro interior, el verdadero alimento fisiológico del ser humano y la compasión hacia nuestros hermanos del reino animal.

Conoceremos la experiencia de vida del autor, sus extensos estudios, su pasión sobre la alimentación saludable, y como su relación con un enfoque espiritual y armonioso le dieron las bases hacia la salud y la libertad.

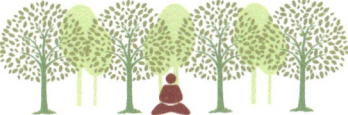

Develaremos juntos e intuitivamente respuestas sobre:

⚹ Nuestro organismo y su alimentación fisiológica real
⚹ La nueva era de conciencia
⚹ ¿Qué es el vegetarianismo? ¿Cuáles son sus variantes?
⚹ ¿Cómo empezar el cambio?
⚹ La dieta ideal
⚹ ¿De qué se alimentan los vegetarianos?
⚹ Comparaciones fisiológica-anatómica con nuestros hermanos animales
⚹ ¿El ser humano es omnívoro?
⚹ El mito de las proteínas
⚹ Relación entre alimentación y salud-enfermedad
⚹ Medio ambiente y el hambre en el mundo
⚹ ¿Nuestros hermanos animales sufren?
⚹ ¿Qué es el especismo?
⚹ Y más preguntas...

Estos temas y sus respuestas se expondrán de la forma más simple posible, para que la comprehensión sea efectiva. El enfoque primordial, el pilar de esta obra, y de las siguientes, será el re-encuentro con nuestra plenitud, para una vida llena de dicha y felicidad.

La capacidad de auto-sanación, existe en nuestro interior. Descubramos nuestra verdadera esencia partiendo del amor en nuestro corazón.

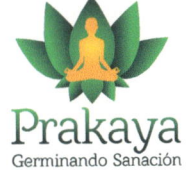

Prakaya
Germinando Sanación

www.ingramcontent.com/pod-product-compliance
Lightning Source LLC
Chambersburg PA
CBHW050814290526
45792CB00001B/114